組み合わせ自由自在

作りおき 糖質オフ おかず 302

食のスタジオ 編

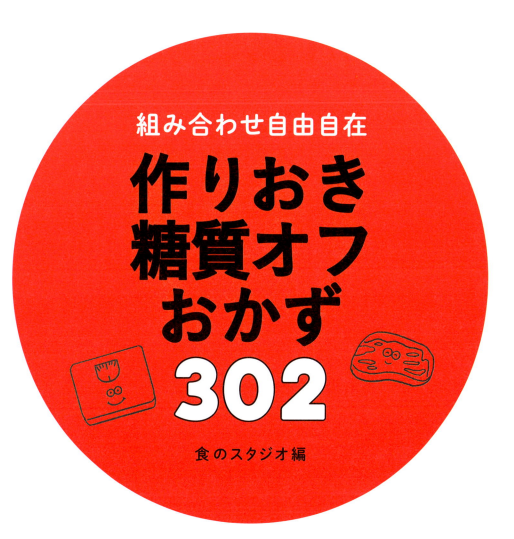

西東社

毎日が
ラクになる
糖質オフ

　健康やダイエットのために糖質オフをしようと思っても、食べるものに迷ったり、飽きてしまったり、なかなか続けるのがむずかしいもの。
　この本では、いつもの食材で、いつもの調理法で、らくらく糖質オフおかずが作れます。しかも作りおきできるので、1回の手間でたくさんできて便利。
　毎日ごはんを作るよりずっとラク、な作りおき糖質オフ生活、始めてみませんか？

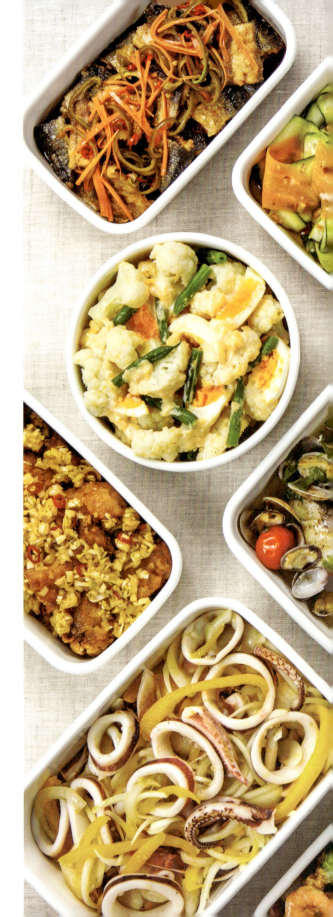

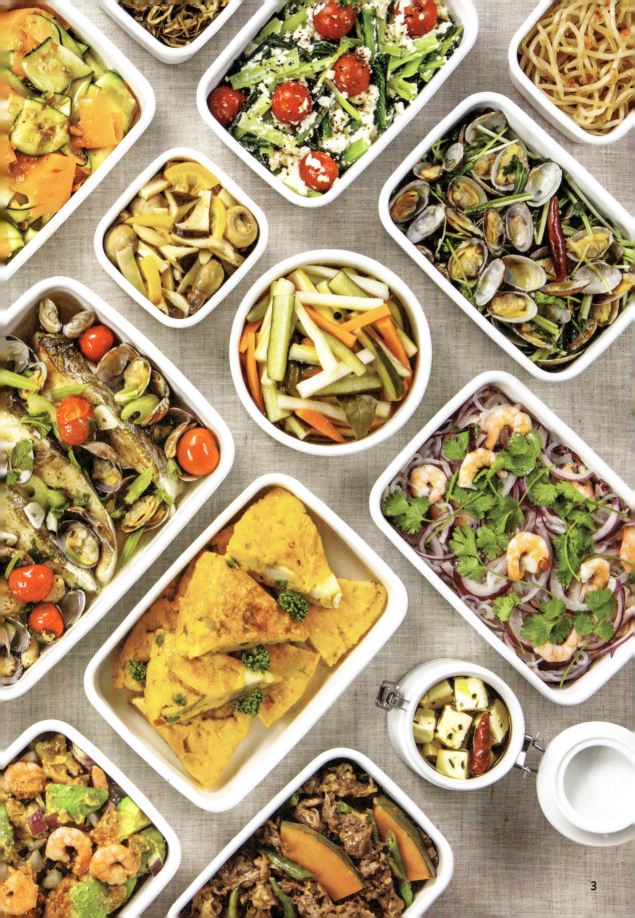

CONTENTS

- 2 毎日がラクになる糖質オフ
- 8 作りおきでらくらく糖質オフ
- 10 自由に選べる4タイプのおかず
- 12 糖質オフを始めてみよう
- 14 糖質オフ食材・調味料の選び方
- 16 実践！のんびり糖質オフ1週間献立例
- 18 実践！しっかり糖質オフ1週間献立例
- 20 教えて！糖質オフ、こんなときはどうするの？
- 22 この本の使い方

メインおかず

鶏むね肉
- 24 クリスピーチキン
  鶏肉の和風サルティンボッカ
- 25 タンドリーチキン
  ごま鶏
- 26 鶏肉のマスタードマヨ焼き
  ピリ辛よだれ鶏
- 27 鶏のエスカベッシュ
  パストラミチキン

鶏もも肉
- 28 みそチキンわかめロール
  パリパリチキンソテー
- 29 鶏肉のピーナッツバター焼き
  鶏肉のレンチントマト煮
- 30 チキンフリカッセ
  糖質オフ衣のから揚げ
- 31 鶏と大豆のトマト煮
  鶏肉のエスニック焼き

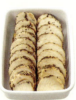
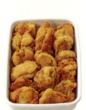

鶏ささみ
- 32 ささみと野菜のみそマヨ炒め
  鶏ささみの梅じそロール巻き
- 33 ささみのカレーチーズピカタ
  鶏ささみのバンバンジー風

鶏手羽先・鶏手羽元
- 34 甘辛チキン
  手羽先のガーリック塩レモン焼き
- 35 手羽元のさっぱり煮
  手羽先と大根のスープ煮

豚こま切れ肉
- 36 豚肉と彩り野菜の八宝菜
  豚とアスパラのバターしょうゆ炒め
- 37 豚肉ときのこのしぐれ煮
  豚肉のピリ辛漬け焼き
- 38 豚肉のスタミナ炒め
  レンチン梅ポン豚しゃぶ
- 39 豚肉のちゃんちゃん焼き
  豚肉と小松菜の炒め煮

豚薄切り肉
- 40 豚肉とゴーヤのキムチ炒め
  豚肉のみそマヨグリル
- 41 豚肉の梅しそ巻き
  即席豚の角煮・煮卵添え

豚ロース厚切り肉
- 42 豚ロースのみそ漬け焼き
  かんたんポン酢豚
- 43 豚肉とれんこんのグリル 梅ソース
  中華風ポークソテー

豚バラかたまり肉
- 44 グリルポークの温野菜添え
  スペアリブの焼きびたし
- 45 豚肉の油淋鶏風
  しっとりレンチン塩豚

牛こま切れ肉
- 46 牛とかぼちゃのバターじょうゆ
  牛肉ときのこの黒酢炒め
- 47 牛ごぼうの甘辛煮
  牛とたけのこの塩にんにく炒め

牛薄切り肉
- 48 ゴーヤのプルコギ風
  牛とチンゲン菜のオイスター炒め
- 49 彩り野菜の牛巻き
  牛とトマトのカレー煮込み

牛かたまり肉
- 50 牛のバルサミコ煮込み
  フライパンローストビーフ
- 51 牛すじと大根のみそ煮
  牛肉の塩こうじ焼き

ひき肉
- 52 キャベツのシューマイ
  おからハンバーグ

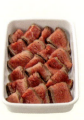

53	鶏ひき肉のさつま揚げ風 オクラの肉みそ炒め	75	さばのレモンチーズ焼き さばのトマト煮
54	ひじきつくね 焼きソーセージ		**いか**
55	ふわふわロール白菜 きのこボールのクリーム煮	76	いかと大根の煮もの いかのピリ辛にんにくバター焼き
	ベーコン・ハム	77	いかと野菜のマリネ いかとブロッコリーの中華炒め
56	巣ごもりハムエッグ ベーコンのチャーシュー風		**えび**
57	ベーコンのポトフ ハムとトマトのイタリアン炒め	78	かんたんえびマヨ えびのオイル煮
	鮭	79	えびとアスパラの塩昆布炒め えびのうま煮
62	鮭と大根の煮もの 鮭のオニオン漬け焼き		**ゆでだこ**
63	サーモンのキッシュ風 鮭の梅マヨネーズ焼き	80	たこのラタトゥイユ たことアボカドのアンチョビーソテー
	あじ 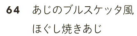	81	たこのやわらか煮 たこのスパイシー揚げ
64	あじのブルスケッタ風 ほぐし焼きあじ		**あさり**
65	あじとごぼうのさつま揚げ あじのバターしょうゆ焼き	82	あさりのチゲ あさりのペペロンチーノ風
	ぶり	83	あさりのしょうが煮 あさりとトマトのワイン蒸し
66	ぶりにら炒め ぶりの竜田揚げ風		**魚缶詰**
67	ぶりと根菜の粕煮 ぶりのしょうが照り焼き	84	ツナとにらのチヂミ 鮭のリエット
	たら 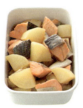	85	さばのドライカレー ツナと大根のさっと煮
68	たらのレンチンポン酢蒸し たらのアクアパッツァ	86	さばのキムチ炒め さばとエリンギのアヒージョ
69	たらのみそマヨ七味焼き たらの野菜あん	87	ツナと野菜のさっぱり煮 サーモンチャウダー
	めかじき		**卵** 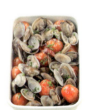
70	めかじきのキムチ蒸し めかじきのガーリックステーキ	88	卵と牛肉のさっぱり炒め 卵ときくらげの炒めもの
71	めかじきの生ハムロースト めかじきのごま焼き	89	和風プチスコッチエッグ スペイン風チーズオムレツ
	さんま 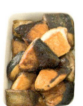		**豆腐・大豆製品**
72	さんまのしょうが煮 さんまのハーブソルト焼き	90	白い麻婆豆腐 高野豆腐のフレンチトースト
73	さんまの南蛮漬け さんまのゆずこしょうロール	91	厚揚げのチンジャオロース―風 豆腐と野菜のつくね
	さば		
74	塩さばのピリ辛ねぎソース さばのコンフィ	92	**特集　これでばっちり！** **朝・昼ごはんの糖質オフアイデア**

サブおかず

ブロッコリー
- 102 ブロッコリーとツナのめんつゆ煮
  ブロッコリーのマスタードソテー
- 103 ブロッコリーののりドレあえ
  ブロッコリーの塩炒め

カリフラワー
- 104 カリフラワーの明太炒め
  カリフラワーのチーズマッシュ
- 105 カリフラワーとゆで卵のサラダ
  カリフラワーのカレーピクルス

グリーンアスパラガス
- 106 アスパラとえびのナンプラー炒め
  豚巻きアスパラ
- 107 アスパラとサーモンのマリネ
  アスパラのバジルマヨあえ

なす
- 108 蒸しなすのそぼろあん
  なすのガーリックチーズソテー
- 109 焼きなすのエスニックサラダ
  なすの鍋しぎ

ピーマン
- 110 ピーマンと厚揚げの回鍋肉風
  ピーマンといかのラー油あえ
- 111 ピーマンのスイートチリマリネ
  ピーマンのごまあえ

ズッキーニ
- 112 ズッキーニのジョン
  ズッキーニのファルシ
- 113 ズッキーニのリボンサラダ
  ズッキーニのチーズピカタ

きゅうり
- 114 きゅうりとひき肉のオイスター炒め
  きゅうりともやしののりナムル
- 115 きゅうりと枝豆のサラダ
  きゅうりの梅おかかあえ

セロリ
- 116 セロリといかのガーリック炒め
  セロリのあっさりあえ
- 117 セロリのハニーマリネ
  セロリのきんぴら

もやし
- 118 もやしのチンジャオロースー
  もやしと豚肉のカレー炒め
- 119 豆もやしのヤムウンセン
  無限もやし

豆苗
- 120 豆苗とひき肉のビーフン風
  豆苗と卵のマスタード炒め
- 121 豆苗とツナの和風サラダ
  豆苗のナムル

大根
- 122 ピリ辛大根ぎょうざ
  大根とほたてのあえもの
- 123 大根とじゃこのサラダ
  大根バターしょうゆステーキ

ほうれん草
- 124 ほうれん草のクリーム煮
  ほうれん草としめじのバターソテー
- 125 ほうれん草の梅サラダ
  ほうれん草のごまみそあえ

小松菜
- 126 小松菜とプチトマトの白あえ
  小松菜とえびの中華炒め
- 127 小松菜の辛子サラダ
  小松菜の煮びたし

水菜
- 128 水菜と油揚げのさっと煮
  水菜と生ハムのマスタードあえ
- 129 水菜と鶏肉のごまサラダ
  水菜のごまマヨネーズ

白菜
- 130 白菜とひき肉のとろみ炒め
  白菜のガーリックステーキ
- 131 白菜とりんごのサラダ
  白菜のゆず風味おひたし

レタス
- 132 レタスとトマトのだしびたし
  レタスと桜えびの炒めもの
- 133 レタスたっぷりコブサラダ
  中華風ボイルレタス

たけのこ
- 134 たけのこのチンジャオ炒め
  たけのことベーコンのみそ炒め
- 135 たけのこのたらこマヨネーズ

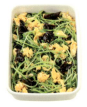
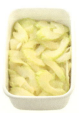
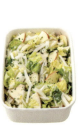

自家製メンマ
きのこ
- 136 しめじとズッキーニの塩昆布炒め
- しいたけとしらたきのたらこ炒め
- 137 きのこのレモンマリネ
- しいたけのオイスター煮
- 138 えのきのにらキムチあえ
- きのこのアヒージョ
- 139 きのこのマスタードマリネ
- エリンギのにんにくバターソテー

アボカド
- 140 アボカドとえびのハワイ風
- アボカドと生ハムの高野豆腐フライ
- 141 アボカドとトマトの塩昆布サラダ
- アボカドのにんにくしょうゆ漬け

大豆・豆腐・大豆製品
- 146 大豆とじゃこの揚げびたし
- おつまみ油揚げ
- 147 豆腐のねばねばサラダ
- 厚揚げのみそ煮
- 148 豆腐のヘルシーグラタン
- 納豆とちくわの梅あえ
- 149 香ばし油揚げと水菜の和風サラダ
- 豆腐ディップ

おから
- 150 おからのチキンナゲット
- おからとベーコンのコンソメ煮
- 151 おからの中華風サラダ
- おからのピリ辛みそ炒め

卵
- 152 卵のきんちゃく煮
- たこ焼き風卵焼き
- 153 ミモザサラダ
- みそ漬け卵

チーズ
- 154 パルメザンときのこのマリネ
- クリームチーズのアスパラあえ
- 155 カマンベールとトマトの和サラダ
- クリームチーズのオイル漬け

ひじき
- 156 ひじきの煮もの
- ひじきのごまマヨあえ
- 157 ひじきと玉ねぎの甘酢サラダ
- ひじきのカレー炒め

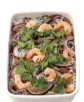

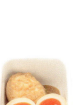

わかめ・昆布
- 158 昆布と切り干しのはりはり漬け
- わかめともやしの中華炒め
- 159 わかめとかぶの焼きサラダ
- わかめのだしびたし

こんにゃく
- 160 こんにゃくと根菜の炒り煮
- こんにゃくステーキ
- 161 こんにゃくのオニオンマリネ
- こんにゃく田楽みそ

しらたき
- 162 しらたきナポリタン炒め
- しらたきのチャプチェ
- 163 しらたきヤムウンセン
- ソースきんぴらしらたき

- 172 素材・タイプ別さくいん

COLUMN
- 58 糖質オフ主食レシピ
- 142 糖質オフスープレシピ
- 164 糖質オフ時短おつまみレシピ
- 168 糖質オフスイーツレシピ

この本のきまり

● 材料の分量はほとんどが4人分です。一部、2人分などもあります。

● 栄養計算の算出方法は『日本食品標準成分表2020年版(八訂)』に準じています。糖質は「利用可能炭水化物(質量計)」の数値を反映していますが、一部の市販品は「炭水化物」の数値を反映しています。

● 小さじ1は5㎖、大さじ1は15㎖、1カップは200㎖です。

● 特に記載のない場合は、しょうゆは濃口しょうゆ、砂糖は上白糖、塩は精製塩、酢は穀物酢、小麦粉は薄力粉を使用しています。

● 塩ゆでの塩の分量は記載しておりません。湯に塩を少々加えてゆでてください。

● オーブン、オーブントースター、電子レンジの加熱時間はめやすです。メーカーや機種によって異なる場合があるので、様子を見ながら調整してください。

● 電子レンジは600Wを使用しています。500Wの場合は加熱時間を1.2倍、700Wの場合は加熱時間を0.8倍にしてください。

● 冷蔵、冷凍の保存期間はめやすです。食品の扱いに気をつけ、食べる前に、必ず状態を確認しましょう。

作りおきで らくらく糖質オフ

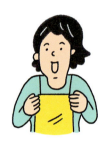

作りおきなら、1回作っておけば安心。
ぜんぶ糖質オフなので、食べすぎの心配はいりません。

おかずが**たっぷり**食べられる

どのメニューも1食あたり糖質10g以下。1度に2〜3品食べたとしても全糖質量が30g以下でおさまります。ボリュームもあって、主食を抜いても満足感たっぷりです。

\ ぜんぶ糖質 **10g以下！** /

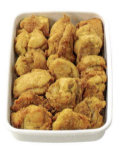
糖質オフ衣のから揚げ
▶P30

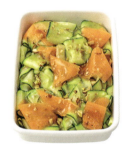
ズッキーニのリボンサラダ
▶P113

作りおきだから**すぐに食べられる**

まとめて作りおきをしておけば、帰ってきて盛りつけるだけで、すぐに食べられます。

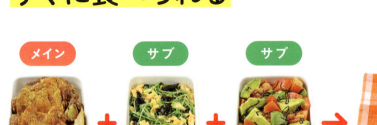

メイン　パリパリチキンソテー ▶P28
＋
サブ　豆苗と卵のマスタード炒め ▶P120
＋
サブ　アボカドとトマトの塩昆布サラダ ▶P141

\ 5分で完成！ /

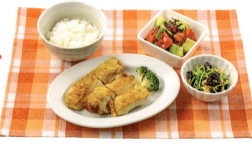

糖質量コントロールが 自由自在

どのおかずを選んでも10g以下ですが、糖質量3g以下の本気オフを選ぶと、より糖質オフできます。

本気オフ

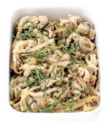

糖質 **2.6**g

レンチン
梅ポン豚しゃぶ
▶ P38

本気オフ

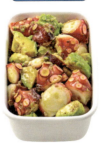

糖質 **0.6**g

たことアボカドの
アンチョビーソテー
▶ P80

食べ飽きない

作ったおかずはリメイクして他の料理にアレンジすることもできます。飽きることなく、糖質オフが続けられます。

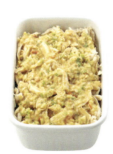

鶏ささみのバンバンジー風
▶ P33

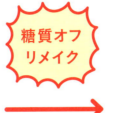

糖質オフ
リメイク

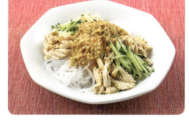

冷やし中華風しらたきサラダ
▶ P33

朝ごはんやお弁当にも便利

作りおきしたおかずは、朝ごはんやお弁当のおかずにも使えます。忙しい朝でも、手間なくらくらく。

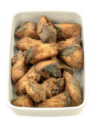

ぶりの竜田揚げ風
▶ P66

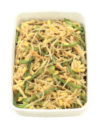

もやしの
チンジャオロースー
▶ P118

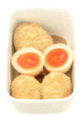

みそ漬け卵
▶ P153

＼5分でお弁当が完成！／

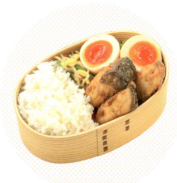

自由に選べる4タイプのおかず

この本では、メインおかずとサブおかずを、それぞれ4タイプに分けています。
自由におかずを選んで組み合わせて、オリジナル糖質オフ献立を作ってください。

メインおかずの4タイプ

献立の中心になる主菜を紹介しています。

ゆるオフ
糖質7g以下
のんびり糖質オフをするときに
便利なボリュームおかず

長持ち
4日以上長持ち
傷みにくい素材や味つけで
作っていて、日持ちしやすい

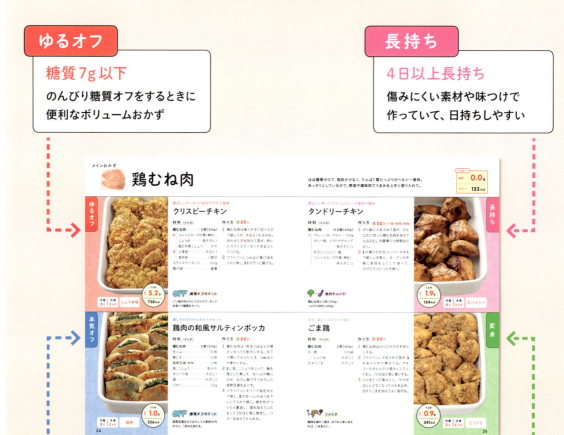

本気オフ
糖質3g以下
しっかり糖質オフをしながら
食べごたえがあるおかず

変身
アレンジ自在
そのままでも、アレンジしても
おいしい、食べまわしの救世主

サブおかずの4タイプ

野菜たっぷりのサブおかずは彩りもよく、
毎日の献立に役立ちます。

ゆるオフ
糖質7g以下
のんびり糖質オフをするときにチョイスしやすい、野菜たっぷりおかず

サラダ・マリネ
箸やすめになる
さっぱりした野菜おかずで、食感や味に変化がつく

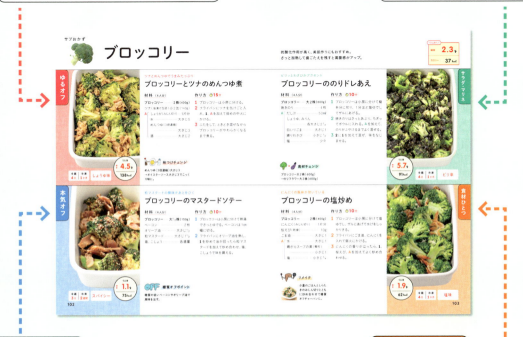

本気オフ
糖質3g以下
しっかり糖質オフしながらも、ちゃんと野菜がとれるレシピ

食材ひとつ
シンプルレシピ
使う食材が主に1種類だけあれば作れる

便利な味アイコン

すべてのおかずに味アイコンがついているので、同じ材料でも味が重なることなく、レパートリーも広がります。

| 塩味 | しょうゆ味 | みそ味 | さっぱり | 甘辛 |

| こっくり | スパイシー | 甘酸っぱい | ピリ辛 |

糖質オフを始めてみよう

糖質オフを始めてみたいけど、どうすればいいの？
そんな人はまず「糖質とは何か」から知ってみましょう。

そもそも糖質って？

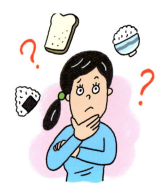

糖質量は、炭水化物から食物繊維を除いたもの。糖質を多く含む代表的な食品はごはん、パン、麺などがあります。これらを控えることで脂肪を燃焼させ、太りにくい体が作れます。自分に合った糖質オフの方法を見つけ、無理なく続けましょう。

成人女性の1日の糖質基準量　240～310g

（日本人の食事摂取基準（2020年版）30～49才女性から算出）

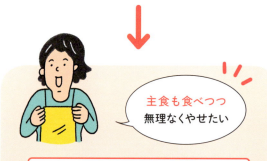

主食も食べつつ無理なくやせたい

のんびり糖質オフ
＝1日の糖質量 100g

- 1食あたり、糖質量35g程度
- 主食は、1食茶わん 1/2～1/3 杯分がめやす
- 夕食は主食を、なるべく食べない
- 間食は、1日糖質量10g程度

1週間献立例はP16へ

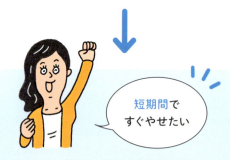

短期間ですぐやせたい

しっかり糖質オフ
＝1日の糖質量 50g

- 1食あたり、糖質量20g程度
- 主食は、なるべく食べない
- 糖質の低いおかずを、たっぷり食べる
- 間食は、1日糖質量5～7g程度

1週間献立例はP18へ

糖質オフ、チャレンジしました！

レポート

この本の糖質オフレシピも取り入れつつ、ダイエットにチャレンジ！
実際に食べていた献立や、糖質オフの効果を大公開します。

Aさん 35歳女性
のんびり糖質オフを実践！

お肉をたっぷり食べて…　**2週間で -1.3kg！！**

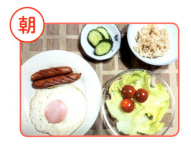
朝

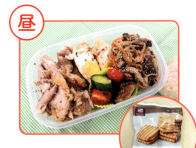
昼

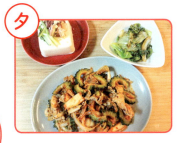
夕

ほぼ毎日、かんたんなサラダ、目玉焼きとウインナー、漬けもの、玄米ごはん 50g を食べました。ヨーグルトや、フルーツの中でも糖質が低めなキウイも食べました。

肉や卵のおかず、サラダ、玄米おにぎり 70g などのお弁当を持参するか、サラダチキンや煮卵、ブランパンなど、糖質が低いものをコンビニでピックアップ。ときどき、糖質オフのおやつも食べました。

この本を見ながら、大好きな肉料理を中心に作っていました。お肉は糖質が低いので、たっぷり食べられて、大満足。たまに糖質オフのお酒（→ P164）を飲むことも。

Bさん 60歳女性
しっかり糖質オフを実践！

大好きなパンも食べながら…　**5か月で -13kg！！**

- 朝：糖質オフのパン、コーヒーなど
- 昼：サラダ、さば缶など
- 夕：サラダ、卵やチキン、ウインナーを使ったメインおかず、アボカド1個など

Cさん 33歳女性
しっかり糖質オフを実践！

大好きなお酒を飲んで…　**1週間で -2kg！！**

- 朝：納豆、ヨーグルト、キウイ、コーヒー（ブラック）など
- 昼：肉野菜炒めなどのメインおかず、サラダ、ゆで卵など3品ほど
- 夕：おつまみになるようなおかず、糖質ゼロ発泡酒や赤ワイン、〆に汁もの

糖質オフ食材・調味料の選び方

糖質オフを始めるときに知っておきたい、食材と調味料の選び方を紹介します。

◯ 糖質控えめ食材　糖質が少ないのでたっぷり使える

● 肉類

肉は低糖質の代表格。できれば脂肪の少ない部位を選びましょう。

鶏肉　豚肉　牛肉

● 魚介類

魚や貝類は、低糖質で良質なたんぱく質などの栄養やうまみがたっぷり含まれています。

鮭　あじ　ぶり

● 野菜類

ビタミン、ミネラルのほか、食物繊維も豊富。低糖質な葉野菜はかさ増しにもなります。

ブロッコリー　なす　レタス

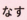 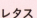

● きのこ類

食物繊維のほか、免疫をアップする働きがあります。

しめじ　エリンギ　マッシュルーム　しいたけ

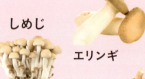 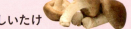

● 豆腐・大豆製品

たんぱく質が豊富な大豆製品。主食代わりや肉の代わりになります。

豆腐　厚揚げ　おから

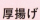

● 卵・乳製品

卵は栄養豊富で、1個でも満足感が得られます。乳製品はダイエット中のカルシウム補給にも役立ちます。

卵　チーズ　生クリーム

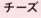

糖質たっぷり食材 糖質が多いので量に注意！

● 穀類

糖質が多い食材。食べる回数や量をなるべく減らし、他の低糖質食材で補いましょう。

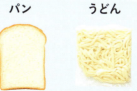

ごはん　パン　うどん

● 野菜・いも類

野菜の中でも特に糖質が多いのが根菜やいも類。トマトも多めなので食べる量は少量に。

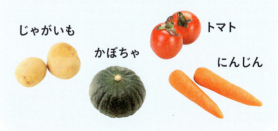

じゃがいも　かぼちゃ　トマト　にんじん

● フルーツ

ビタミンが豊富な反面、果糖が多いので、おやつや間食として少しつまむ程度に。

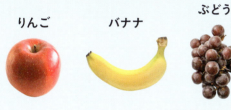

りんご　バナナ　ぶどう

● お菓子

糖質も脂質も多いので、頻繁に食べるのはNG。やめるか、週に1〜2回を限度にしましょう。

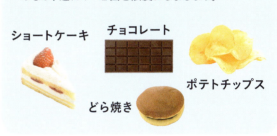

ショートケーキ　チョコレート　ポテトチップス　どら焼き

調味料 糖質が高い調味料も多いので、買うときは食品表示をチェックするとよいでしょう。

〇 OK

甘みが少ない調味料は糖質を気にせず使えます。塩やしょうゆのほか、マヨネーズや油類もOK。

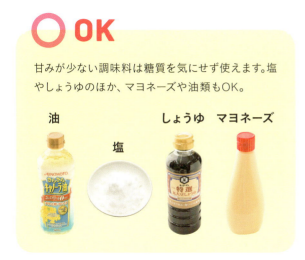

油　塩　しょうゆ　マヨネーズ

× NG

甘い調味料やみそ、ソース類は控えめに使いましょう。小麦粉やルウも使用量に気をつけて。

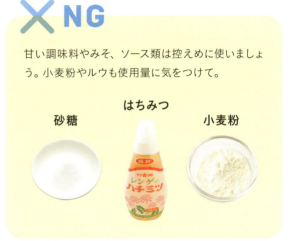

砂糖　はちみつ　小麦粉

実践！のんびり糖質オフ 1週間献立例

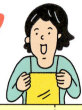

	月　1日の糖質量 **80.5g**	火　1日の糖質量 **81.9g**
朝 ●1食あたり **糖質量30g** がめやす ●メインおかず、サブおかず1品ずつを食べる ●ごはんは、茶わん1/3杯分 ●食パン（8枚切り）やロールパンなら1つ食べてOK	1食の糖質量 **27.8g** Ⓐ みそチキンわかめロール ▶P28　Ⓑ アボカドとトマトの塩昆布サラダ ▶P141 ＋食パン（8枚切り）1枚	1食の糖質量 **26.8g** Ⓗ 鶏と大豆のトマト煮 ▶P31　Ⓘ アスパラのバジルマヨあえ ▶P107 ＋ロールパン1個　ヨーグルト（無糖）100g
昼 ●1食あたり **糖質量40〜50g** がめやす ●メインおかず、サブおかず1品ずつを食べる ●主食は、ごはんなら茶わん1/2杯分、もしくは糖質の低いパンを1〜2つ食べてOK ●間食は、糖質量10g程度OK	1食の糖質量 **42.3g** 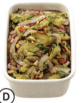 Ⓒ 豚肉と小松菜の炒め煮 ▶P39　Ⓓ 焼きなすのエスニックサラダ ▶P109 Ⓔ ひじきの煮もの ▶P156 ＋ごはん80g	1食の糖質量 **41.4g** 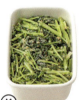 Ⓙ さばのドライカレー ▶P85　Ⓚ 水菜のごまマヨネーズ ▶P129 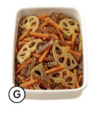 Ⓖ ＋ごはん80g
夕 ●1食あたり **糖質量20g** がめやす ●メインおかず、サブおかず1品ずつを食べる ●夕食後は活動量が減るので、主食は抜いて糖質を控えめに	1食の糖質量 **10.4g** 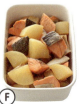 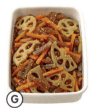 Ⓕ 鮭と大根の煮もの ▶P62　Ⓖ こんにゃくと根菜の炒り煮 ▶P160	1食の糖質量 **13.7g** 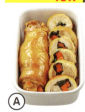 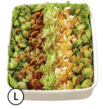 Ⓐ　Ⓛ レタスたっぷりコブサラダ ▶P133

1日の糖質量トータルが100g以内になる献立を紹介します。
主食も食べられるので、朝食、昼食は少し軽めに、夜はエネルギーをあまり使わないので、
夕食では糖質量の多い主食は抜くとよいでしょう。
朝や昼に汁ものをプラスしたり、1日糖質量10g程度の間食をしてもOKです。

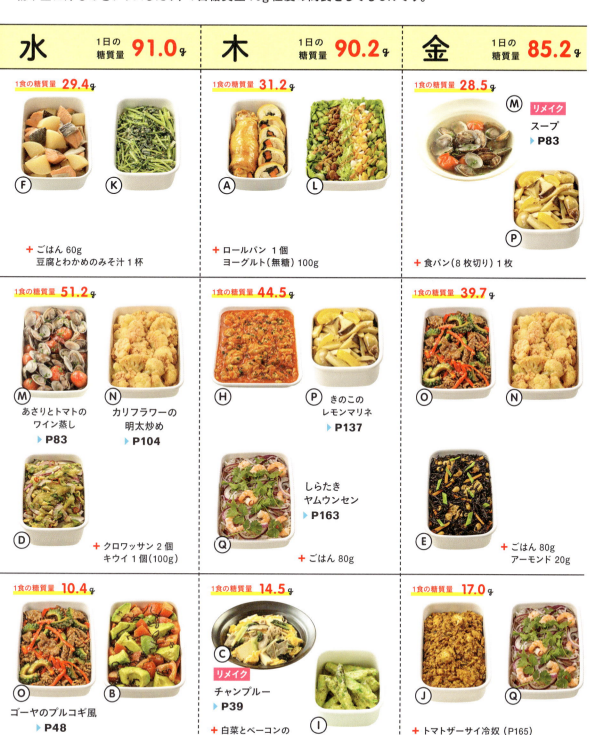

水 1日の糖質量 91.0g	木 1日の糖質量 90.2g	金 1日の糖質量 85.2g
1食の糖質量 29.4g F / K + ごはん 60g 豆腐とわかめのみそ汁 1杯	1食の糖質量 31.2g A / L + ロールパン 1個 ヨーグルト（無糖）100g	1食の糖質量 28.5g M リメイク スープ ▶P83 P + 食パン（8枚切り）1枚
1食の糖質量 51.2g M あさりとトマトのワイン蒸し ▶P83 N カリフラワーの明太炒め ▶P104 D + クロワッサン 2個 キウイ 1個(100g)	1食の糖質量 44.5g H P きのこのレモンマリネ ▶P137 Q しらたきヤムウンセン ▶P163 + ごはん 80g	1食の糖質量 39.7g O / N E + ごはん 80g アーモンド 20g
1食の糖質量 10.4g O / B ゴーヤのプルコギ風 ▶P48 + レモンサワー 150mℓ	1食の糖質量 14.5g C リメイク チャンプルー ▶P39 I + 白菜とベーコンのミルクスープ（P142）	1食の糖質量 17.0g J / Q + トマトザーサイ冷奴（P165） ウーロンハイ 150mℓ

しっかり糖質オフ 1週間献立例

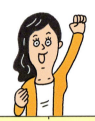

	月 1日の糖質量 **31.4**g	火 1日の糖質量 **45.0**g
朝 ● 1食あたり **糖質量15g** がめやす ● メインおかず、サブおかず1品ずつを食べる ● 余裕があれば、食パン(8枚切り)½枚、糖質が低いスープなどを足してもOK	1食の糖質量 **14.2**g 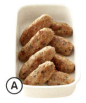 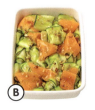 A 焼きソーセージ ▶P54　B ズッキーニのリボンサラダ ▶P113 ＋食パン(8枚切り)½枚	1食の糖質量 **14.9**g 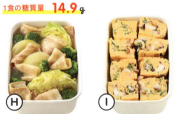 H ベーコンのポトフ ▶P57　I たこ焼き風卵焼き ▶P152 ＋ヨーグルト(無糖)100g
昼 ● 1食あたり **糖質量20g** がめやす ● メインおかず1品、サブおかず2品をしっかり食べる ● 主食は、しらたきやカリフラワーを混ぜたごはんやパスタならOK ● 間食は、糖質量5〜10g程度に	1食の糖質量 **13.3**g 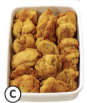 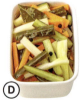 C 糖質オフ衣のから揚げ ▶P30　D セロリのハニーマリネ ▶P117 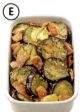 E なすのガーリックチーズソテー ▶P108 ＋豆乳クラムチャウダー(P145)	1食の糖質量 **25.8**g 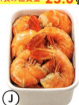 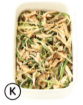 J えびのうま煮 ▶P79　K 水菜と鶏肉のごまサラダ ▶P129 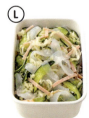 L こんにゃくのオニオンマリネ ▶P161 ＋しらたき入りごはん 80g
夕 ● 1食あたり **糖質量15g** がめやす ● メインおかず、サブおかず1品ずつを食べる ● 夕食後は活動量が減るので、主食は抜いて糖質を控えめに ● 糖質の低いお酒は、飲んでOK	1食の糖質量 **3.9**g F 豚肉のみそマヨグリル ▶P40　G 小松菜の辛子サラダ ▶P127	1食の糖質量 **4.3**g 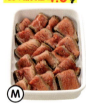 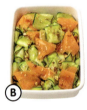 M フライパンローストビーフ ▶P50　B ＋赤ワイン 110mℓ

1日の糖質トータルが50g以内になる献立を紹介します。
主食はなるべく抜いて、糖質の低いおかずをしっかり食べるようにしましょう。
どうしても炭水化物が食べたいときは朝や昼にとり、エネルギーをあまり使わない夜は、主食を抜くこと。
間食は1日5〜7gならOK。

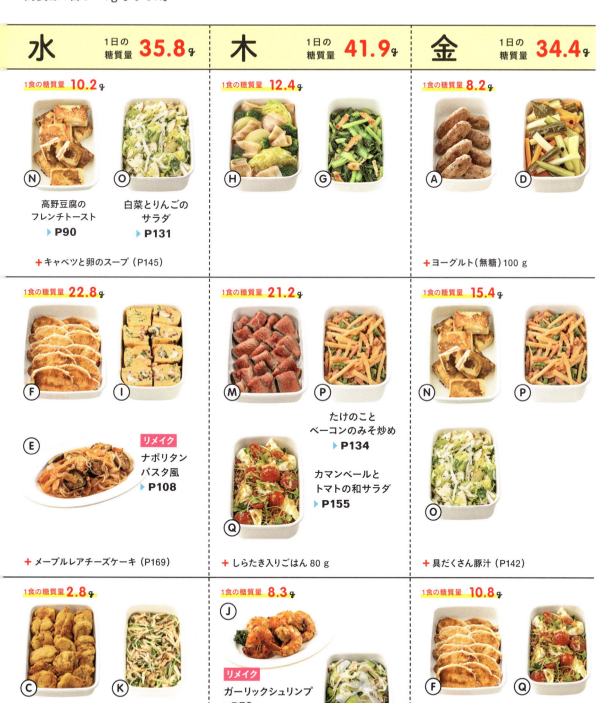

水　1日の糖質量 35.8g

1食の糖質量 10.2g
- N 高野豆腐のフレンチトースト ▶P90
- O 白菜とりんごのサラダ ▶P131
- ＋キャベツと卵のスープ（P145）

1食の糖質量 22.8g
- F
- I
- E リメイク ナポリタンパスタ風 ▶P108
- ＋メープルレアチーズケーキ（P169）

1食の糖質量 2.8g
- C
- K

木　1日の糖質量 41.9g

1食の糖質量 12.4g
- H
- G

1食の糖質量 21.2g
- M
- P たけのことベーコンのみそ炒め ▶P134
- Q カマンベールとトマトの和サラダ ▶P155
- ＋しらたき入りごはん 80g

1食の糖質量 8.3g
- J リメイク ガーリックシュリンプ ▶P79
- L

金　1日の糖質量 34.4g

1食の糖質量 8.2g
- A
- D
- ＋ヨーグルト（無糖）100g

1食の糖質量 15.4g
- N
- P
- O
- ＋具だくさん豚汁（P142）

1食の糖質量 10.8g
- F
- Q
- ＋ズッキーニのたらこ炒め（P167）
  レモンサワー 150㎖×2杯

教えて！糖質オフ、こんなときはどうするの？

糖質オフを始めた人、これから始めようと思っている人へ、食べ方の疑問や悩みにお答えします。

Q1 糖質オフは誰でもできる？

A 健康な大人ならできます

基本的に、健康状態に問題がない大人なら誰でも始められます。ただし、糖尿病で投薬やインスリン注射をしている人、腎機能が低下している人、妊娠・授乳中の人、持病のある人は必ず医師の診断を受けてから行ってください。

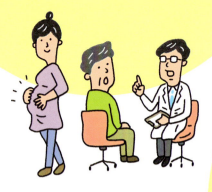

妊娠・授乳中や持病のある人は医師に相談を。

Q2 お酒は飲んでも大丈夫？

A 糖質の少ないお酒を選びましょう

糖質ゼロの発泡酒、蒸留酒のウイスキーや焼酎などは飲んでも大丈夫。チューハイは「割る材料」に糖質が含まれていることがあるので、注意しましょう。ただし、アルコールの飲みすぎは健康によくありません。適量を守るようにしましょう。

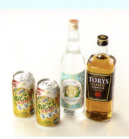

お酒の糖質量のめやすはP164へ。

Q3 食べ過ぎてしまったらどうすればいい？

A 食事は抜かずに適度な運動を

食べ過ぎたからといって、1食分くらいなら大きな影響はありません。ただしそのあとの食事を抜いてしまうのは絶対にだめ。気持ちを切り替えて、糖質オフの食事を続けながら体を動かして、いつもより活動量を上げましょう。

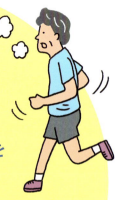

運動で気分転換することを心がけて。

Q4 食べる順番、何かコツはある?

A　サブおかずから食べよう

ゆっくり消化吸収される、野菜や海藻が入ったサブおかずから食べましょう。その次にメインおかず、主食の順で食べるのがおすすめです。夜は活動量が減るので、夕食で主食を食べるのは控えましょう。

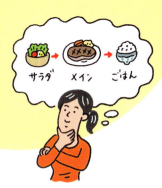

糖質の低い野菜からたっぷりとって、栄養バランスを整えましょう。

Q5 主食が食べたい!

A　「のんびり糖質オフ」にして長い目で取り組んで

ごはんや麺などの炭水化物を食べながら糖質オフをしたい人は、主食も少量食べてよい「のんびり糖質オフ」がおすすめ。ゆるやかに数か月続けてみましょう。ごはんは茶わん半分以下で控えめにしたり、主食をしらたきやカリフラワーなどでかさ増ししたりすると、満足感が出ます。

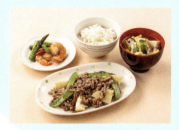

主食は少なめに、糖質の低いおかずをバランスよくとりましょう。

Q6 糖質オフをしているのにやせない

A　水分のせいかも。必ずやせるので大丈夫!

1日で増えた体重は、ほとんど水分と考えてよく、1〜2kgの増加は気にしなくてOK。体重が増えたからといって、脂肪が増えたとは限らないので、焦らず自分の体と向き合いましょう。

体重が増えても焦らず、糖質オフを続けることが大事。

Q7 なんだか体調がよくない

A　いったん中断しましょう

糖質オフを始めると、便秘やだるさなど、体調の変化を感じることがあります。不調が続くようであれば、糖質オフをいったん中止しましょう。便秘の場合は、きのこや海藻類などの食物繊維が含まれる食材や水分を十分にとることを心がけて。

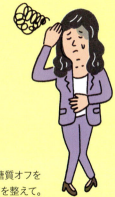

不調を感じたらいったん糖質オフを中止して、体調を整えて。

21

この本の使い方

この本は前半はメインおかず、後半はサブおかずで構成しています。すべてのレシピが糖質量10g以下です。

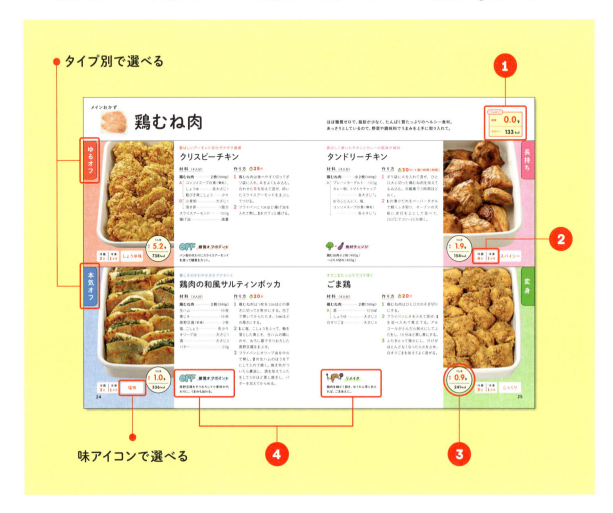

1 食材の糖質量
食材の100gあたりの糖質量とエネルギーを表示しています。

2 保存期間
料理が冷蔵、冷凍保存できる期間のめやすです。

3 1人分あたりの糖質量／エネルギー
料理1人分あたりの糖質量とエネルギーを表示しています。

4 ミニコラムを活用して

● 糖質オフポイント
糖質オフならではの調理のコツを紹介しています。

● 食材チェンジ
材料を変更するときの分量を紹介しています。

● 味つけチェンジ
味つけを変更するときの分量を紹介しています。

● リメイク
アレンジやリメイクのアイデアを紹介しています。

メインおかず
肉類・魚介類・卵・大豆加工品

4タイプのメインおかずのレシピを紹介します。

ゆるオフ

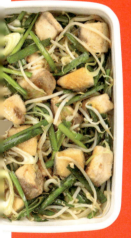

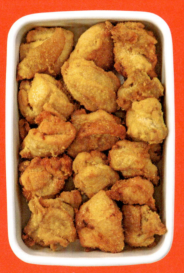

本気オフ

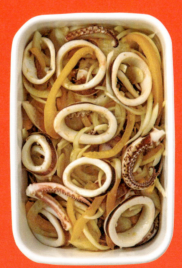

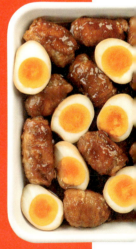
変身

長持ち

メインおかず

鶏むね肉

ゆるオフ

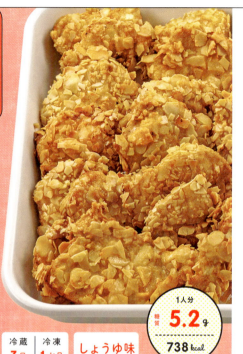

冷蔵3日 / 冷凍1か月　しょうゆ味
1人分 糖質 **5.2**g / 738kcal

香ばしいアーモンド衣のザクザク食感
クリスピーチキン

材料（4人分）

鶏むね肉……………2枚(500g)
A｜コンソメスープの素（顆粒）、
　｜しょうゆ ……… 各大さじ1
　｜粗びき黒こしょう …… 少々
B｜小麦粉 …………… 大さじ1
　｜溶き卵 …………… 1個分
スライスアーモンド …… 100g
揚げ油 ………………… 適量

作り方 🕐 25分

1 鶏むね肉は食べやすく切ってポリ袋に入れ、Aをよくもみ込む。合わせたBを加えて混ぜ、砕いたスライスアーモンドをまぶしてつける。
2 フライパンに1cmほど揚げ油を入れて熱し、1をカラッと揚げる。

OFF 糖質オフポイント
パン粉の代わりにスライスアーモンドを使って糖質をカット。

本気オフ

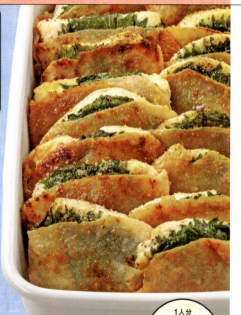

冷蔵3日 / 冷凍1か月　塩味
1人分 糖質 **1.0**g / 336kcal

青じそのさわやかさがアクセント
鶏肉の和風サルティンボッカ

材料（4人分）

鶏むね肉……………2枚(500g)
生ハム ………………………16枚
青じそ ………………………16枚
高野豆腐（乾燥）………………2枚
塩、こしょう ………… 各少々
オリーブ油 …………… 大さじ1
酒 ………………………… 大さじ2
バター ………………………20g

作り方 🕐 20分

1 鶏むね肉は1枚を2cmほどの厚さに切って8等分にする。包丁で開いてからたたき、5mmほどの厚さにする。
2 1に塩、こしょうをふって、軸を落とした青じそ、生ハムの順にのせ、おろし器ですりおろした高野豆腐をまぶす。
3 フライパンにオリーブ油を中火で熱し、2の生ハムのほうを下にして入れて焼く。焼き色がついたら裏返し、酒を加えてふたをして3分ほど蒸し焼きし、バターを加えてからめる。

OFF 糖質オフポイント
高野豆腐をすりおろして小麦粉の代わりに。うまみも加わる。

ほぼ糖質ゼロで、脂肪が少なく、たんぱく質たっぷりのヘルシー食材。
あっさりとしているので、野菜や調味料でうまみを上手に取り入れて。

100gあたり	
糖質	0.0g
カロリー	133kcal

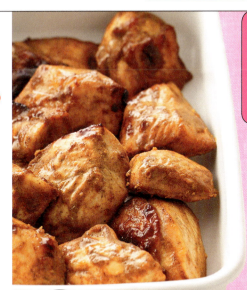

香ばしく焼いたチキンとカレーの風味が絶妙
タンドリーチキン

材料（4人分）
鶏むね肉 ……… 小2枚（400g）
A ┌ プレーンヨーグルト …100g
  │ カレー粉、トマトケチャップ
  │ …………… 各大さじ½
  │ おろしにんにく、塩、
  │ コンソメスープの素（顆粒）
  └ …………… 各小さじ½

作り方 ⏱ 30分（+漬け時間3時間）
1 ポリ袋にAを入れて混ぜ、ひと口大に切った鶏むね肉を加えてもみ込む。冷蔵庫で3時間ほどおく。
2 1の漬けだれをペーパータオルで軽くふき取り、オーブンの天板に皮目を上にして並べて、200℃で20～25分焼く。

長持ち

1人分
糖質 **1.9**g
154kcal

冷蔵 4日 ／ 冷凍 1か月

スパイシー

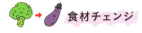 食材チェンジ

鶏むね肉小2枚（400g）
→ぶり4切れ（400g）

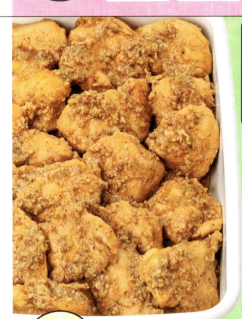

すりごまたっぷりでコク深く
ごま鶏

材料（4人分）
鶏むね肉 …………… 2枚（500g）
A ┌ 酒 …………… 120mℓ
  └ しょうゆ ………… 大さじ2
白すりごま …………… 大さじ4

作り方 ⏱ 20分
1 鶏むね肉はひと口大のそぎ切りにする。
2 フライパンにAを入れて混ぜ、1を並べ入れて煮立てる。アルコールがとんだら弱火にしてふたをし、10分ほど蒸し煮にする。
3 ふたをとって強火にし、汁けがほとんどなくなったら火を止め、白すりごまを加えてよく混ぜる。

変身

1人分
糖質 **0.9**g
241kcal

冷蔵 3日 ／ 冷凍 1か月

こっくり

リメイク
鶏肉を細かく裂き、ほうれん草とあえれば、ごまあえに。

メインおかず（鶏むね肉）

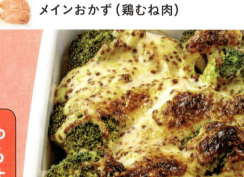

ゆるオフ

粒マスタードのコクがマイルド
鶏肉のマスタードマヨ焼き

材料（4人分）
鶏むね肉……………2枚(500g)
ブロッコリー……………½株
塩、こしょう……………各少々
A┌ マヨネーズ…………大さじ4
　│ 粒マスタード………大さじ2
　│ 牛乳………………小さじ2
　│ 塩…………………小さじ½
　└ こしょう……………少々

作り方 ⏱30分
1. 鶏むね肉はひと口大のそぎ切りにして包丁で軽くたたき、ブロッコリーは小房に分ける。Aは混ぜ合わせる。
2. 1に塩、こしょうをして耐熱容器に重ならないように並べ入れる。Aをかけてオーブントースターで15～20分焼く。表面が焦げそうなら、途中でアルミホイルをかぶせる。

冷蔵3日 | 冷凍1か月 | こっくり
1人分 糖質 **1.5g** / **296kcal**

OFF 糖質オフポイント
糖質の低いマヨネーズでしっかり味をつける。

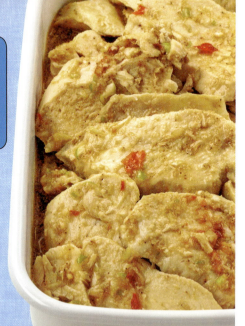

本気オフ

レンジで蒸して鶏のうまみをギュッと凝縮
ピリ辛よだれ鶏

材料（4人分）
鶏むね肉……………2枚(500g)
塩……………………少々
酒……………………大さじ1
A┌ 長ねぎ(みじん切り)、白すり
　│ ごま、しょうゆ…各大さじ2
　│ 酢…………………小さじ2
　│ ごま油……………小さじ1
　└ 豆板醤……………小さじ½

作り方 ⏱20分
1. 鶏むね肉は包丁で開いて厚さを均一にする。耐熱容器に入れて塩、酒をふりかけ、ラップをして電子レンジ(600W)で5分加熱する。裏返してさらに4分加熱し、そのまま冷ます。蒸し汁はそのまま残す。
2. 1の鶏肉が冷めたら食べやすくそぎ切りにする。
3. 蒸し汁にAを加えて混ぜ合わせ、2と合わせる。

冷蔵3日 | 冷凍1か月 | ピリ辛
1人分 糖質 **0.5g** / **207kcal**

食材チェンジ
鶏むね肉2枚(500g)
→豚バラかたまり肉500g

白ワインビネガーがすっきり香る

鶏のエスカベッシュ

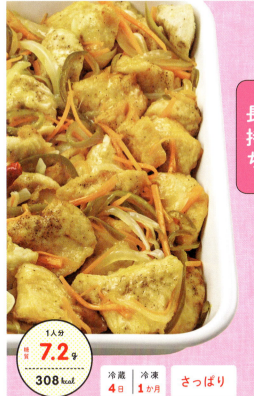

長持ち

1人分 糖質 **7.2**g
308 kcal
冷蔵 4日 | 冷凍 1か月
さっぱり

材料（4人分）
鶏むね肉	2枚（500g）
玉ねぎ	1/2個
にんじん	1/3本
ピーマン	2個
にんにく（薄切り）	1片分
赤唐辛子（種を除く）	1本
塩、こしょう	各少々
小麦粉	大さじ2
揚げ油	適量
A 白ワインビネガー	大さじ6
オリーブ油	大さじ2
砂糖	小さじ1
塩	小さじ1/4
こしょう	少々

作り方 ⏱25分（＋漬け時間30分）

1 鶏むね肉はひと口大のそぎ切りにして塩、こしょう、小麦粉をまぶし、170℃の揚げ油でカラッと揚げる。
2 玉ねぎは薄切りにする。にんじんは皮をむいてせん切り、ピーマンはヘタと種を除いてせん切りにする。
3 鍋に **A**、**2**、にんにく、赤唐辛子を入れて煮立てる。火を止めたら熱いうちにボウルに入れて **1** を漬け、30分ほど味をなじませる。

ゆっくりと熱を入れるととってもジューシー

パストラミチキン

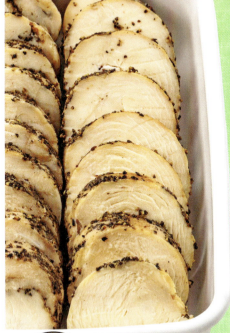

変身

1人分 糖質 **1.9**g
176 kcal
冷蔵 4日 | 冷凍 1か月
スパイシー

材料（4人分）
鶏むね肉	2枚（500g）
粗びき黒こしょう	小さじ2
A 砂糖	小さじ2
塩	小さじ1
ローリエ	1枚

作り方 ⏱10分（＋漬け時間3時間/保温3時間）

1 鶏むね肉は包丁で開いて厚さを均一にし、**A** とともにポリ袋に入れてよくもみ込んで冷蔵庫で3〜4時間おく。
2 **1** のローリエを取り除いて、皮目を外側にしてくるくると巻き、表面に粗びきこしょうをまぶす。ラップを二重にして巻いて、形を整える。
3 保温性のよい土鍋などにたっぷりと湯を沸かし、**2** を入れて再び沸騰したら火を止めてふたをする。そのまま3時間ほどおき、冷まして食べやすく切る。

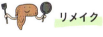 リメイク

 レタス、トマトなどと一緒に合わせてサラダに。

27

メインおかず

鶏もも肉

ゆるオフ

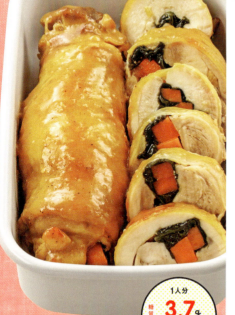

冷蔵 3日 ／ 冷凍 1か月　みそ味

1人分　糖質 3.7g　291kcal

わかめのシャキッとした歯ざわりが新鮮
みそチキンわかめロール

材料（4人分）

鶏もも肉 …………… 2枚（500g）
わかめ（塩蔵）…………… 15g
にんじん（15cm長さ×1cm角の棒状）
　………… 4本分（50g）
塩、こしょう …………… 各少々
サラダ油 …………… 小さじ1
A ┃ だし汁 …………… 200mℓ
　 ┃ 酒 …………… 大さじ3
　 ┃ みそ、みりん … 各大さじ1½
　 ┃ しょうがの搾り汁 … 小さじ1

作り方　⏱25分

1. わかめはもどして水けを絞る。にんじんはラップに包んで、電子レンジ（600W）で30秒加熱する。
2. 鶏もも肉は包丁で開いて厚さを均一にし、塩、こしょうをふる。皮目を下にして1をのせてくるりと巻き、つま楊枝でとめる。
3. フライパンにサラダ油を中火で熱し、2の巻き終わりを下にして入れて表面を焼く。合わせたAを加え、ふたをして15分ほど煮たら、ふたをはずして汁けをとばす。

OFF 糖質オフポイント
わかめでかさ増ししてヘルシーに。

本気オフ

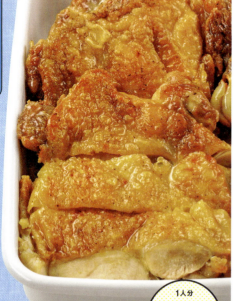

冷蔵 3日 ／ 冷凍 1か月　塩味

1人分　糖質 0.1g　267kcal

皮がこんがり香ばしい
パリパリチキンソテー

材料（4人分）

鶏もも肉 …………… 2枚（500g）
にんにく …………… 1片
塩 …………… 小さじ½
こしょう …………… 少々
オリーブ油 …………… 大さじ1

作り方　⏱25分（＋おく時間30分）

1. 鶏もも肉は包丁で開いて厚さを均一にし、30分ほど室温においてから塩、こしょうをまぶす。にんにくは包丁の腹でつぶす。
2. 冷たいままのフライパンにオリーブ油とにんにく、1の鶏肉を皮目から入れて弱中火に熱し、ときどき表面を押さえながら15分ほど焼く。
3. 裏返して3分ほど焼く。粗熱がとれたら食べやすく切る。

OFF 糖質オフポイント
塩、こしょうのシンプルな味つけなので糖質はほぼゼロ。

適度な脂身があり、うまみたっぷりで、ビタミンが豊富に含まれている。
すじを除き、大きめに切ると、肉が縮まず食べごたえアップ。

100gあたり	
糖質	0.0 g
カロリー	190 kcal

鶏肉のピーナッツバター焼き
ピーナッツバターの歯ごたえがポイント

長持ち

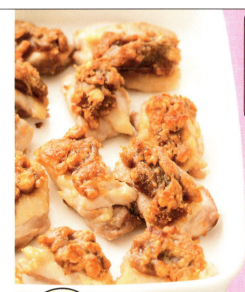

材料（4人分）
- 鶏もも肉……2枚（500g）
- 塩、こしょう……各少々
- A ┌ ピーナッツバター（チャンクタイプ）……大さじ4
-   └ しょうゆ、酒、砂糖……各大さじ1

作り方 ⏱20分
1. 鶏もも肉は余分な脂肪とすじを除いてひと口大に切り、塩、こしょうをふる。
2. アルミホイルに1の皮目を上にして並べ、オーブントースターで5分ほど焼く。焼き色がついたら合わせたAを塗り、こんがりするまでさらに焼く。

1人分 糖質 5.8 g	冷蔵 4日	冷凍 1か月	甘辛
362 kcal			

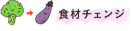 **食材チェンジ**

鶏もも肉2枚（500g）
→もどした高野豆腐4枚

鶏肉のレンチントマト煮
トマトのコクで奥深い味わいに

変身

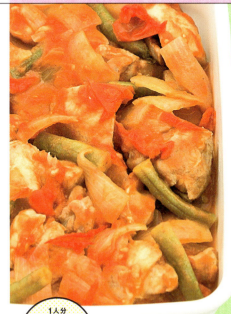

材料（4人分）
- 鶏もも肉……小2枚（300g）
- トマト……2個
- 玉ねぎ……½個
- さやいんげん……4本
- にんにく……1片
- A ┌ 水……50ml
-   ├ 塩……小さじ½
-   └ こしょう……少々

作り方 ⏱20分
1. 鶏もも肉はひと口大に切る。トマト、玉ねぎはくし形切りに、さやいんげんは3等分に切る。にんにくは半分に切って包丁の腹でつぶす。
2. 耐熱容器に1とAを入れ、ふんわりとラップをして電子レンジ（600W）で5分加熱する。
3. 取り出してトマトをつぶしながら混ぜ、ラップをせずにさらに8分加熱する。

1人分 糖質 4.8 g	冷蔵 3日	冷凍 1か月	こっくり
174 kcal			

リメイク

細かく刻んだカリフラワーにのせてピザ用チーズをかける。トースターで焼いて糖質オフドリア風に。

メインおかず（鶏もも肉）

ゆるオフ

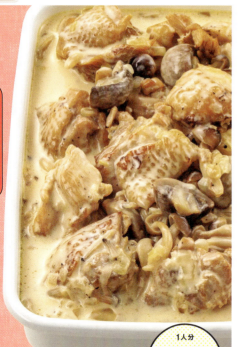

冷蔵 3日 ／ 冷凍 1か月　こっくり

1人分 糖質 5.5g　433kcal

鶏のうまみが濃厚なクリーム煮
チキンフリカッセ

材料（4人分）
鶏もも肉 …………… 2枚（500g）
玉ねぎ ………………………… 1個
しめじ、マッシュルーム
　……………………… 各1パック
塩、こしょう ……………… 各適量
バター ………………………… 20g
A ┌ 白ワイン …………… 150ml
　│ コンソメスープの素（顆粒）
　│ ………………………… 小さじ1
生クリーム ………………… 100ml
レモン汁 …………………… 大さじ1

作り方　⏱20分

1. 鶏もも肉はひと口大に切って塩、こしょうをふる。玉ねぎはみじん切り、しめじは石づきを落としてほぐし、マッシュルームは半分に切る。
2. 鍋にバターを中火で溶かして1の玉ねぎを炒め、しんなりしたら鶏肉を加えてこんがりと焼く。きのこを加えてしんなりするまで炒め、Aを加えて10分ほど煮る。
3. 生クリームを加えて煮立ったらレモン汁を加え、塩、こしょうで味を調える。

OFF 糖質オフポイント
糖質の少ない生クリームで、コクのあるフリカッセ（クリーム煮込み）に。

本気オフ

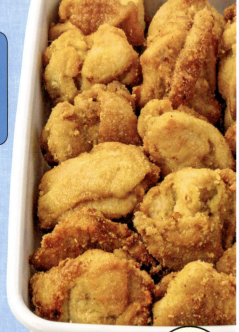

冷蔵 3日 ／ 冷凍 1か月　しょうゆ味

1人分 糖質 0.5g　350kcal

高野豆腐の衣でおいしさアップ
糖質オフ衣のから揚げ

材料（4人分）
鶏もも肉 …………… 2枚（500g）
高野豆腐（乾燥）……………… 2枚
A ┌ しょうゆ ………… 大さじ2
　│ 酒 ………………… 大さじ1
　│ おろしにんにく、おろししょうが
　│ ………………………… 各小さじ1
揚げ油 ………………………… 適量

作り方　⏱20分（＋漬け時間30分）

1. 鶏もも肉はひと口大に切ってポリ袋に入れ、Aをもみ込んで30分ほどおく。
2. 高野豆腐はおろし器ですりおろし、1のポリ袋に加えてまぶす。
3. フライパンに揚げ油を1cmほど注いで熱し、160℃くらいの低めの温度から2を入れて少しずつ温度を上げていき、カラッと揚げる。

OFF 糖質オフポイント
にんにくやしょうがでしっかりと下味をつけて、高野豆腐を使って糖質オフに。

食べごたえばつぐんのさっぱり洋風煮込み
鶏と大豆のトマト煮

材料（4人分）

- 鶏もも肉 …………… 2枚（500g）
- 大豆（水煮）………………… 100g
- 玉ねぎ ………………………… 1個
- にんにく（みじん切り）…… 1片分
- ホールトマト（缶詰）
  ………………………… 1缶（400g）
- 塩、こしょう ……………… 各適量
- オリーブ油 ………………… 大さじ1
- 砂糖 ………………………… 小さじ1
- パセリ（みじん切り）…… 大さじ1

作り方 ⏱ **20分**

1. 鶏もも肉はひと口大に切って塩、こしょうをふる。玉ねぎはみじん切りにする。
2. 鍋にオリーブ油を中火で熱してにんにく、**1**の玉ねぎを炒め、鶏肉を加えてこんがりと焼く。
3. 水けをきった大豆、つぶしたホールトマトを加え、ふたをして10分ほど煮る。塩、こしょう、砂糖で味を調えたら、パセリをふる。

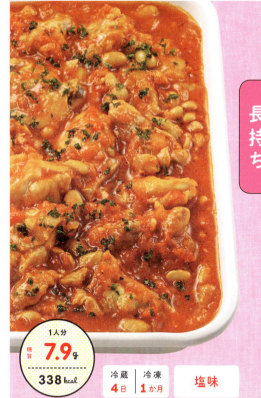

1人分 糖質 **7.9g** / 338kcal
冷蔵 **4日** ｜ 冷凍 **1か月**　塩味
長持ち

 味つけチェンジ
砂糖小さじ1
→カレー粉小さじ1でスパイシーに。

アジア風のチキンステーキ
鶏肉のエスニック焼き

材料（4人分）

- 鶏もも肉 …………… 2枚（500g）
- **A** ┌ ナンプラー、オイスターソース
    │ …………………… 各大さじ2
    │ 砂糖 …………………… 大さじ1
    │ おろしにんにく … 小さじ1/2
    │ 塩 ……………………… 小さじ1/4
    └ こしょう ………………… 少々
- サラダ油 …………………………… 少々

作り方 ⏱ **15分（＋漬け時間半日）**

1. 鶏もも肉は切り込みを入れて開き、厚さを均一にして4等分に切る。ポリ袋に**A**とともに入れてもみ込み、冷蔵庫で半日ほどおく。
2. オーブントースターのトレイにアルミホイルを敷き、サラダ油を塗る。**1**をのせて、こんがりと焼く。

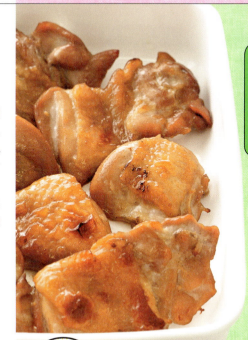

1人分 糖質 **4.6g** / 264kcal
冷蔵 **3日** ｜ 冷凍 **1か月**　甘辛
変身

リメイク
ゆでたもやし、パクチーと混ぜ合わせてボリュームたっぷりサラダに。

メインおかず

鶏ささみ

ゆるオフ

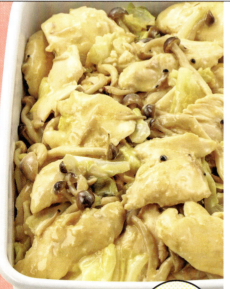

冷蔵 3日 / 冷凍 1か月 / みそ味

1人分 糖質 2.3g / 207kcal

マヨネーズでしっとり＆コクを出す
ささみと野菜のみそマヨ炒め

材料（4人分）

鶏ささみ	6本（240g）
しめじ	1パック
キャベツ	100g
ごま油	大さじ1
A マヨネーズ	大さじ4
みそ	大さじ2
酒	大さじ1

作り方 ⏱15分

1. 鶏ささみはすじを取り除いてそぎ切りにする。しめじは石づきを落としてほぐし、キャベツはひと口大に切る。
2. フライパンにごま油を中火で熱し、1を順に加えて炒める。
3. 2がしんなりしたらAを加えて炒め合わせる。

OFF 糖質オフポイント
砂糖やみりんは加えず、みそとマヨネーズでコクのある仕上がりに。

本気オフ

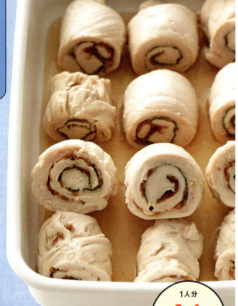

冷蔵 3日 / 冷凍 1か月 / さっぱり

1人分 糖質 1.6g / 86kcal

淡白なささみに梅のさっぱりが合う
鶏ささみの梅じそロール巻き

材料（4人分）

鶏ささみ	大6枚（300g）
梅干し	3個
青じそ	6枚
塩	少々
酒	大さじ1
A かつお節	3g
みりん	小さじ1
しょうゆ	小さじ½

作り方 ⏱15分

1. 鶏ささみはすじを取り除き、包丁の背でたたいて薄く広げ、塩をふる。
2. 梅干しは種を取り除いて包丁でたたき、Aと混ぜ合わせて1にのせて塗る。上に青じそをのせて巻き、巻き終わりをつま楊枝でとめる。
3. 耐熱容器に2を入れて酒をふりかけ、ラップをして電子レンジ（600W）で5分加熱する。冷めたら食べやすく切る。

OFF 糖質オフポイント
青じそやかつお節で風味を出すことで、調味料を最小限に抑える。

脂肪が少なく、たんぱく質やミネラル、ビタミンが豊富。
酒をふって蒸したり、油といっしょに調理をするとパサつきが防げる。

肉類で糖質、カロリーが一番低い

100gあたり
糖質 **0.0**g
カロリー **98** kcal

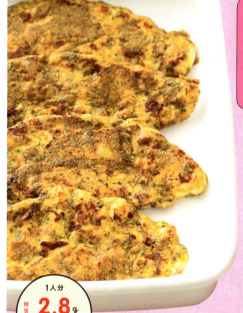

ささみのカレーチーズピカタ
カレーとチーズのおいしい組み合わせ

長持ち

材料（4人分）
- 鶏ささみ ……… 大4本（200g）
- 塩、こしょう …………… 各少々
- 小麦粉 ……………… 大さじ1½
- A
  - 卵 ……………………… 1個
  - 粉チーズ ………… 大さじ1
  - カレー粉 ………… 小さじ2
  - ドライパセリ …… 小さじ1

作り方 🕐15分
1. 鶏ささみはすじを取り除き、包丁の背でたたいて薄く広げ、塩、こしょうをふる。Aは混ぜ合わせておく。
2. 1に小麦粉をまぶし、Aを全体にからませる。弱火に熱したフライパンに入れ、ふたをして両面をじっくりと焼く。

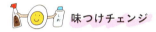 味つけチェンジ

カレー粉小さじ2
→マスタード小さじ2、マヨネーズ小さじ1で酸味の効いた味わいに。

1人分
糖質 **2.8**g
88 kcal

冷蔵 **4**日 ／ 冷凍 **1**か月

スパイシー

鶏ささみのバンバンジー風
香味野菜でごまのコクが際立つ

変身

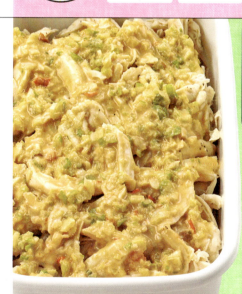

材料（4人分）
- 鶏ささみ ……… 6本（240g）
- 塩、こしょう …………… 各少々
- 酒 …………………… 大さじ1
- A
  - しょうが（みじん切り）、
  - にんにく（みじん切り）
    ……………… 各1片分
  - 長ねぎ（みじん切り）…10cm分
  - 白ねりごま ……… 大さじ3
  - めんつゆ（3倍濃縮）… 大さじ2
  - 酢 ………………… 大さじ1
  - 豆板醤 …………… 小さじ1

作り方 🕐15分
1. 鶏ささみはすじを取り除いて耐熱容器に並べ、塩、こしょう、酒をふりかける。ラップをして電子レンジ（600W）で4分加熱し、そのまま冷ます。蒸し汁は残しておく。
2. 1を食べやすく裂き、蒸し汁とともに保存容器に入れる。
3. 2に合わせたAをかける。

 リメイク

ゆでたしらたき、きゅうりのせん切りと合わせて冷やし中華風しらたきサラダに。

1人分
糖質 **2.3**g
162 kcal

冷蔵 **4**日 ／ 冷凍 **1**か月

こっくり

33

メインおかず

鶏手羽先・鶏手羽元

ゆるオフ

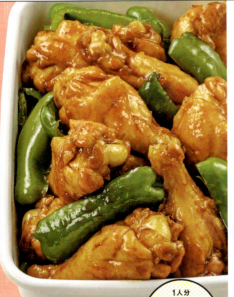

冷蔵 3日 | 冷凍 1か月 | 甘辛

1人分 糖質 3.3g / 266kcal

コクうまなたれをたっぷりからめて
甘辛チキン

材料（4人分）

- 鶏手羽元……12本（600〜700g）
- ピーマン……………………4個
- 塩、こしょう……………各少々
- 揚げ油……………………適量
- A[しょうゆ、みりん…各大さじ2
-   酢………………………大さじ1]

作り方 ⏱25分

1. 鶏手羽元はフォークで数か所穴をあけて、塩、こしょうをふる。ピーマンはヘタと種を除いて縦4等分する。
2. 1をそれぞれ170℃の揚げ油で素揚げする。
3. フライパンを弱火で熱してAを合わせ、2を加えてからめる。

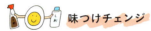 味つけチェンジ

A→コチュジャン大さじ2、しょうゆ、みりん各大さじ1、酢小さじ2、白いりごま、一味唐辛子各適量で韓国風に。

本気オフ

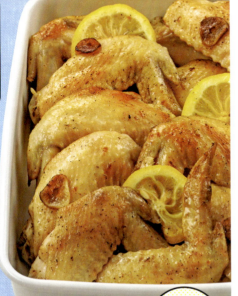

冷蔵 3日 | 冷凍 1か月 | 塩味

1人分 糖質 0.4g / 237kcal

がっつりだけどレモンでさわやか
手羽先のガーリック塩レモン焼き

材料（4人分）

- 鶏手羽先……12本（600〜700g）
- レモン……………………½個
- にんにく（薄切り）………1片分
- 塩……………………小さじ2
- こしょう…………………少々
- オリーブ油………………大さじ1

作り方 ⏱15分（+漬け時間30分）

1. 鶏手羽先はフォークで数か所穴をあける。レモンは輪切りにする。
2. ポリ袋に1、にんにく、塩、こしょうを入れてよくもみ、30分おく。
3. フライパンにオリーブ油を中火で熱し、2を入れて焼き色がついたらふたをし、4分ほど加熱する。

 リメイク

市販の焼き肉のたれをからめて軽く焼き、溶かしたピザ用チーズをつけてチーズタッカルビ風に。

糖質ゼロで、皮や関節にコラーゲンが含まれている。
骨からだしが出るので、じっくり煮込むと味わいが深くなる。

100gあたり	
鶏手羽先 糖質 **0.0**g	鶏手羽元 糖質 **0.0**g
カロリー **207**kcal	カロリー **175**kcal

酢を使ってしっとりやわらかく
手羽元のさっぱり煮

長持ち

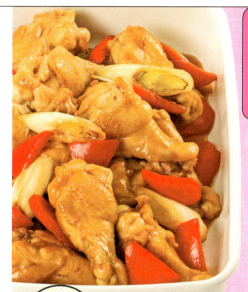

1人分 糖質 **8.0**g
288kcal
冷蔵 4日 / 冷凍 1か月
さっぱり

材料（4人分）
鶏手羽元……12本（600〜700g）
長ねぎ………………………1本
パプリカ（赤）………………1個
サラダ油……………… 大さじ1
A ┌ 水………………… 250㎖
　├ 酒、しょうゆ、酢
　│　　　　………… 各大さじ3
　└ 砂糖……………… 大さじ2

作り方　⏱25分
1 鶏手羽元は骨にそって切り込みを入れる。長ねぎは3㎝長さの斜め切りにする。パプリカはヘタと種を除いて、ひと口大の乱切りにする。
2 フライパンにサラダ油を中火で熱し、1の長ねぎを焼き目がつくまで焼いて取り出す。そのまま手羽元を入れてこんがりと焼く。
3 Aを加えて煮立ったら弱火で8〜10分煮る。パプリカと2の長ねぎを加え、煮汁をからめながら2〜3分照りが出るまで煮る。

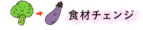 食材チェンジ

鶏手羽元12本（600〜700g）
→スペアリブ600g

鶏のうまみがじんわりやさしい
手羽先と大根のスープ煮

変身

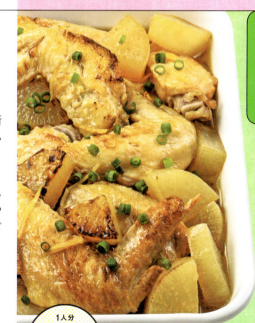

1人分 糖質 **1.7**g
247kcal
冷蔵 4日 / 冷凍 1か月
しょうゆ味

材料（4人分）
鶏手羽先……12本（600〜700g）
大根 ……………………… 200g
しょうが（せん切り）………1片分
ごま油 ………………… 大さじ1
A ┌ 水………………… 600㎖
　├ 酒 ………………… 大さじ2
　├ しょうゆ ………… 大さじ1
　└ 塩 ………………… 小さじ1
小ねぎ（小口切り）………2本分

作り方　⏱15分
1 鶏手羽先はフォークで数か所穴をあける。大根は1㎝幅のいちょう切りにする。
2 鍋にごま油を中火で熱し、しょうが、1をこんがりするまで炒める。
3 Aを加えて落しぶたをする。やわらかくなるまで煮て、小ねぎを散らす。

リメイク

こんにゃく、みそを加えて、みそ煮込みに。

メインおかず

豚こま切れ肉

ゆるオフ

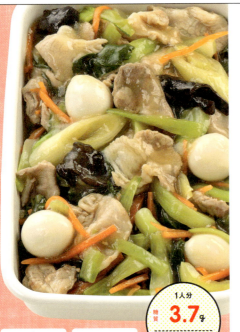

しょうゆ味
冷蔵 3日 / 冷凍 2週間
1人分 糖質 3.7g / 217kcal

具材たっぷりでボリューム満点
豚肉と彩り野菜の八宝菜

材料（4人分）
- 豚こま切れ肉　200g
- うずらの卵（水煮）　8個
- にんじん　1/3本
- チンゲン菜　2株
- 長ねぎ　1/2本
- きくらげ（乾燥）　4枚（3g）
- サラダ油　大さじ3
- A
  - 水　200ml
  - 鶏がらスープの素（顆粒）、しょうゆ、オイスターソース、砂糖　各小さじ1
  - 塩　小さじ1/2
- 水溶き片栗粉　大さじ1

作り方　25分
1. にんじんは皮をむき、せん切りにする。チンゲン菜はざく切り、長ねぎは1cm長さの斜め切りにする。きくらげは水でもどして半分に切る。
2. フライパンにサラダ油を入れて熱し、豚こま切れ肉を炒める。肉に火が通ったら1、うずらの卵を入れて炒める。
3. 野菜がしんなりしたらAを加え煮立ったら水溶き片栗粉でとろみをつける。

本気オフ

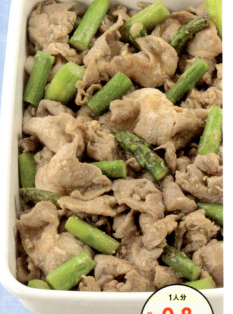

こっくり
冷蔵 3日 / 冷凍 2週間
1人分 糖質 0.8g / 184kcal

ごはんがすすむがっつりおかず
豚とアスパラのバターしょうゆ炒め

材料（4人分）
- 豚こま切れ肉　300g
- グリーンアスパラガス　4本
- 塩、こしょう　各少々
- 酒　小さじ2
- サラダ油　大さじ1
- バター　10g
- しょうゆ　大さじ1 1/2

作り方　15分
1. 豚こま切れ肉は塩、こしょう、酒をふる。
2. グリーンアスパラガスは根元のかたい部分とはかまを除き、3cm長さに切って塩ゆでする。
3. フライパンにサラダ油を中火で熱し、1を入れて炒め、肉に火が通ったら2、バターを加えてバターがなじむまで1分ほど炒める。
4. しょうゆを回し入れ、全体にからめる。

OFF 糖質オフポイント
糖質の低いアスパラをかためにゆでて食感を残すことで、食べごたえのあるおかずに。

糖質が少なく、ビタミンB1が豊富に含まれているので疲労回復効果がある。下味をしっかりつけることで、やわらかい仕上がりに。

> 糖質少なめでかさ増しに便利

100gあたり
糖質 **0.2**g
カロリー **171**kcal

ごまの香ばしい風味がポイント
豚肉ときのこのしぐれ煮

材料（4人分）

- 豚こま切れ肉 …………… 300g
- しめじ ……………… 1パック
- しょうが（せん切り）…… 2片分
- サラダ油 …………… 大さじ½
- A┌ しょうゆ、酒、みりん
　　………………… 各大さじ2
　└ 砂糖 ……………… 小さじ2
- 白いりごま ………… 大さじ1

作り方 ⏱ **15分**

1. 豚こま切れ肉は細かく刻み、しめじは石づきを落として小房に分ける。
2. フライパンにサラダ油としょうがを中火で熱し、香りが立ったら1を加えて炒める。
3. Aを加えて汁けがなくなるまで煮つめ、白いりごまを加えて混ぜる。

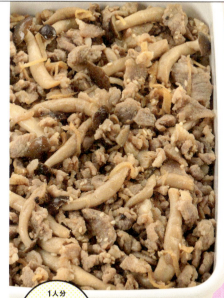

長持ち

1人分
糖質 **4.8**g
199kcal

冷蔵 4日 ／ 冷凍 3週間

甘辛

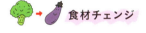 **食材チェンジ**
しめじ1パック→えのきだけ1パック

しっかり味で食べごたえばつぐん
豚肉のピリ辛漬け焼き

材料（4人分）

- 豚こま切れ肉 …………… 400g
- A┌ 赤唐辛子（小口切り）
　　………………… ½本分
　│ しょうゆ、酒、ごま油
　　………………… 各大さじ2
　│ みりん ………… 大さじ1½
　└ 片栗粉 …………… 小さじ1

作り方 ⏱ **10分**（＋漬け時間30分）

1. ボウルにAを混ぜ合わせ、豚こま切れ肉を入れて冷蔵庫で30分漬ける。
2. 油をひかずにフライパンを熱し、1を漬け汁ごと入れて汁けがなくなるまで中火で炒める。

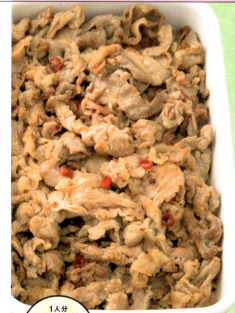

変身

1人分
糖質 **3.0**g
258kcal

冷蔵 3日 ／ 冷凍 1か月

ピリ辛

リメイク
ごぼうやにんじんのせん切りを加えて炒め、きんぴら風に。

メインおかず（豚こま切れ肉）

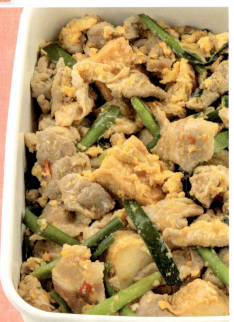

ゆるオフ

冷蔵 3日 | 冷凍 2週間 | ピリ辛

1人分 糖質 **3.1**g / 286kcal

たんぱく質たっぷりのパワーメニュー
豚肉のスタミナ炒め

材料（4人分）
- 豚こま切れ肉 …… 300g
- 厚揚げ …… 1/2枚
- 卵 …… 2個
- にら …… 1束
- にんにく（みじん切り）、しょうが（みじん切り） …… 各1片分
- ごま油 …… 大さじ2
- 豆板醤 …… 小さじ1/2
- A｜酒 …… 大さじ1
  ｜しょうゆ …… 大さじ1/2
- B｜酒 …… 大さじ2
  ｜しょうゆ、水 …… 各大さじ1
  ｜オイスターソース、砂糖 …… 各大さじ1/2

作り方 ⏱20分
1. 豚こま切れ肉は食べやすく切り、Aをよくもみ込む。
2. 厚揚げはひと口大に切る。にらは5cm長さのざく切りにする。
3. フライパンにごま油、にんにく、しょうが、豆板醤を入れて中火で熱し、香りが立ったら1をほぐしながら入れて炒める。肉に火が通ったら2のにらを加えてさらに炒める。
4. 全体がしんなりしたら2の厚揚げと合わせたBを加えて、溶きほぐした卵を回しかけて炒め合わせる。

本気オフ

冷蔵 3日 | 冷凍 × | さっぱり

1人分 糖質 **2.6**g / 155kcal

梅と青じそでさっぱりいただく
レンチン梅ポン豚しゃぶ

材料（4人分）
- 豚こま切れ肉 …… 300g
- もやし …… 1袋
- 青じそ …… 4〜5枚
- A｜酒 …… 大さじ2
  ｜塩 …… 少々
- 梅干し …… 2個
- ポン酢しょうゆ …… 大さじ3

作り方 ⏱10分
1. 豚こま切れ肉はAをもみ込む。もやしは洗って水けをきり、青じそはせん切りにする。
2. 耐熱容器にもやしを入れて豚肉を広げ入れ、ふんわりとラップをして電子レンジ（600W）で5分加熱する。
3. 取り出して全体を混ぜ、ラップをしてさらに1分加熱したら、ザルにあげて水けをきる。
4. 梅干しは種を除いてたたき、ボウルに入れる。ポン酢しょうゆを加えて混ぜ合わせ、3と青じそを加えてあえる。

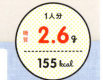 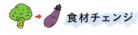

食材チェンジ もやし1袋→長ねぎ1本

たっぷり野菜とみそのうまみ
豚肉のちゃんちゃん焼き

材料（4人分）
- 豚こま切れ肉 300g
- キャベツ 150g
- にんじん 1/3本
- しめじ 1パック
- もやし 1袋
- 塩、こしょう 各少々
- サラダ油 大さじ1/2
- A
  - みそ 大さじ4
  - 酒、みりん 各大さじ2
  - 砂糖 大さじ1
  - にんにく（すりおろし） 1片分
- バター 20g

作り方 ⏱15分

1. 豚こま切れ肉は塩、こしょうをふる。
2. キャベツはざく切り、にんじんは皮をむいてせん切りにする。しめじは石づきを落として小房に分ける。
3. フライパンにサラダ油を中火で熱して**1**を炒め、肉に火が通ったら**2**ともやしをのせる。合わせた**A**を加えてふたをし、3分ほど蒸し焼きにする。
4. ふたをとってバターを加え、全体を混ぜ合わせる。

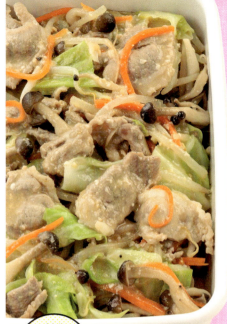

 糖質オフポイント

糖質が少なめの野菜をたっぷり使い、食べごたえ満点。

1人分 糖質 **9.7g** 271kcal ／ 冷蔵4日 冷凍2週間 ／ みそ味

長持ち

しょうがの風味が味の決め手
豚肉と小松菜の炒め煮

材料（4人分）
- 豚こま切れ肉 300g
- 干ししいたけ 2枚
- 小松菜 300g
- たけのこ（水煮／細切り） 120g
- しょうが（せん切り） 2片分
- ごま油 大さじ1
- A
  - 酒 大さじ1
  - しょうゆ 大さじ1/2
- B
  - 砂糖 大さじ1
  - 塩、酒 各小さじ1

作り方 ⏱15分

1. 豚こま切れ肉はひと口大に切り、**A**をふりかける。
2. 干ししいたけは水でもどして薄切りにする。小松菜は3cm長さに切る。
3. フライパンにごま油としょうがを中火で熱し、**1**を加えて炒める。肉に火が通ったら、**2**とたけのこを加えて炒め、**B**を加えて汁けがなくなるまで煮る。

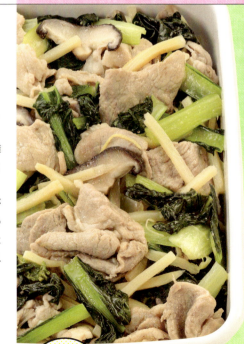

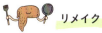 リメイク

木綿豆腐と卵と炒めてチャンプルーに。

1人分 糖質 **3.7g** 189kcal ／ 冷蔵3日 冷凍1か月 ／ 塩味

変身

メインおかず

豚薄切り肉 (バラ・もも・ロース)

ゆるオフ

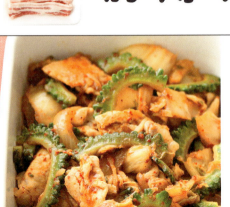

1人分 糖質 **2.5**g / 208kcal

冷蔵 3日 | 冷凍 1か月 | ピリ辛

ゴーヤのほろ苦さとキムチの刺激が合う
豚肉とゴーヤのキムチ炒め

材料（4人分）

豚ロース薄切り肉	250g
ゴーヤ	1/2本
玉ねぎ	1/4個
白菜キムチ	200g
塩、こしょう	各少々
酒	小さじ1
しょうゆ、ごま油	各大さじ1

作り方 ⏲ 10分

1. 豚ロース薄切り肉は食べやすく切って塩、こしょうをふる。
2. ゴーヤは縦半分に切って種とわたを除いて5mm幅に、玉ねぎは1cm幅に切る。
3. フライパンにごま油を強火で熱して1を炒め、肉に火が通ったら2、白菜キムチを加えて3分ほど炒める。
4. 酒、しょうゆを加えて、さらに汁けをとばしながら1分ほど炒め合わせる。

OFF 糖質オフポイント

白菜キムチは糖質がやや高めなので、料理に使うときは量に気をつける。

本気オフ

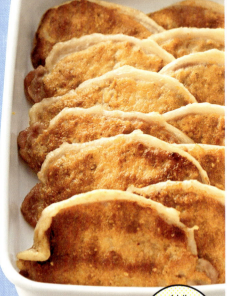

1人分 糖質 **1.2**g / 283kcal

冷蔵 3日 | 冷凍 2週間 | みそ味

みそマヨで肉がやわらかい
豚肉のみそマヨグリル

材料（4人分）

豚しょうが焼き用肉	12枚(300g)
こしょう	少々
A マヨネーズ	大さじ3
みそ	大さじ2
白すりごま	大さじ1

作り方 ⏲ 20分

1. 豚しょうが焼き用肉は、こしょうをふる。
2. Aを混ぜ合わせて、1の片面にそれぞれまんべんなく塗る。
3. オーブンの天板にオーブンシートを敷いて2を並べ、200℃で12分ほど焼く。

🥦→🍆 **食材チェンジ**

豚しょうが焼き用肉12枚(300g)
→生鮭4切れ(400g)

ビタミンB群が豊富で、スタミナ不足を解消してくれる。
巻いたり、重ねたりして、かたまり肉のようにすると食べごたえアップ。

100gあたり	豚バラ薄切り肉	豚もも薄切り肉	豚ロース薄切り肉
糖質	0.1g	0.2g	0.2g
カロリー	366kcal	171kcal	248kcal

さっぱりおいしい肉巻き
豚肉の梅しそ巻き

長持ち

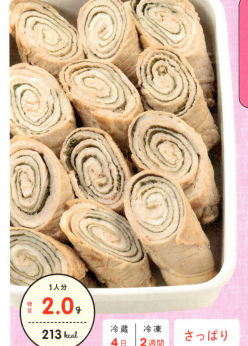

材料（4人分）
- 豚もも薄切り肉 …24枚(400g)
- 梅干し …………………… 大3個
- 青じそ …………………… 24枚
- サラダ油 ………………… 大さじ1
- A
  - しょうゆ ………… 大さじ1
  - 酒 ………………… 大さじ½

作り方 ⏱20分
1. 梅干しは種を除いてたたく。
2. 豚もも薄切り肉はずらして2枚重ね、1を全体に塗り、青じそを2枚並べる。さらに同様に重ねて、手前からしっかりと巻く。同様にあと5本作る。
3. フライパンにサラダ油を中火で熱し、2の巻き終わりを下にして転がしながら焼く。
4. 全体に焼き色がついたら、ふたをして弱火で5分ほど蒸し焼きにする。Aを加えて煮からめ、食べやすく切る。

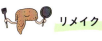 味つけチェンジ

しょうゆ大さじ1
→ポン酢しょうゆ大さじ1でよりさっぱりと。

1人分 糖質 2.0g / 213kcal
冷蔵 4日 | 冷凍 2週間　さっぱり

時短だけど味しっかりしみしみ
即席豚の角煮・煮卵添え

変身

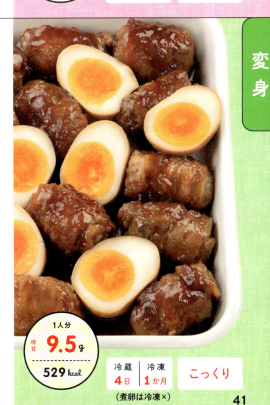

材料（4人分）
- 豚バラ薄切り肉…24枚(400g)
- 卵 ………………………… 4個
- 小麦粉 …………………… 適量
- サラダ油 ………………… 大さじ1
- A
  - 水 ………………… 150mℓ
  - しょうゆ ………… 大さじ5
  - 酒、みりん、砂糖
    ……………… 各大さじ2½

作り方 ⏱35分
1. 鍋に水（分量外）と卵を入れて火にかけ、沸騰したら12分ゆでる。流水に入れて粗熱をとり、殻をむく。
2. 豚バラ薄切り肉は2枚重ねにし、端から巻く。片栗粉を薄くまぶす。
3. フライパンにサラダ油を中火で熱して2を入れ、表面をこんがりと焼く。余分な油をふき取り、A、1を加えてときどき転がしながら中火で10分ほど煮る。

 リメイク

カリフラワーを混ぜ込んだごはんにのせて糖質オフ角煮丼に。

1人分 糖質 9.5g / 529kcal
冷蔵 4日 | 冷凍 1か月（煮卵は冷凍×）　こっくり

41

メインおかず

豚ロース厚切り肉

ゆるオフ

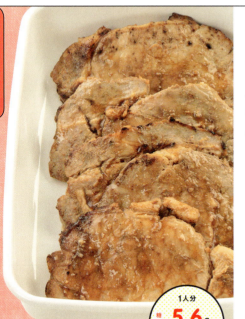

冷蔵 3日 | 冷凍 1か月 | みそ味

1人分 糖質 **5.6g** / 343kcal

ヨーグルトのコクがポイント
豚ロースのみそ漬け焼き

材料（4人分）
豚ロース厚切り肉…4枚（400g）
A ┌ プレーンヨーグルト
　│　……………………大さじ6
　│ みそ………………大さじ4
　│ みりん……………大さじ2
　└ しょうゆ…………大さじ1
サラダ油………………大さじ1

作り方　⏱10分（＋漬け時間ひと晩）
1 豚ロース厚切り肉はすじ切りをし、Aを合わせた保存袋に入れてひと晩漬ける。
2 フライパンにサラダ油を中火で熱し、汁けを除いた1を入れて両面をこんがりと焼く。
3 ふたをして弱火で3分ほど蒸し焼きにする。

OFF 糖質オフポイント
ヨーグルトでみそを減らして糖質カット。お肉もやわらかくなる。

本気オフ

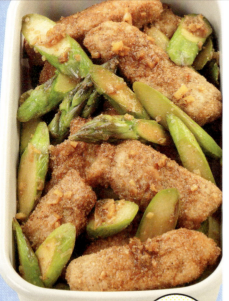

冷蔵 3日 | 冷凍 1か月 | さっぱり

1人分 糖質 **1.5g** / 303kcal

ごまの衣をたっぷりまとった
かんたんポン酢豚

材料（4人分）
豚肩ロース厚切り肉
　………………………3枚（300g）
グリーンアスパラガス……4本
白すりごま………………大さじ5
にんにく（みじん切り）……1/2片分
しょうが（みじん切り）……1片分
しょうゆ、酒……………各大さじ1
ポン酢しょうゆ…………大さじ2
揚げ油……………………適量
サラダ油…………………大さじ1

作り方　⏱25分
1 豚肩ロース厚切り肉は2cm厚さに切って、しょうゆ、酒をふりかける。
2 グリーンアスパラガスは根元のかたい部分とはかまを除いて、1cm幅の斜め切りにする。
3 1の汁けをふき取り、白すりごまをまぶして180℃の揚げ油でカラッと揚げる。
4 フライパンにサラダ油、にんにく、しょうがを中火で熱し、香りが立ったら2を炒める。油がなじんだら3を入れて軽く炒め、ポン酢しょうゆを加えて混ぜ合わせる。

OFF 糖質オフポイント
衣に糖質の少ないすりごまを使って、豚肉に香ばしいコクをプラス。

適度な脂肪と厚みがあり、糖質も低めなので、
糖質オフ中のボリュームおかずにぴったり。
すじ切りをして包丁でたたくとやわらかい食感に。

100gあたり
糖質 **0.2**g
カロリー **248**kcal

シャキシャキれんこんに梅の風味がマッチ
豚肉とれんこんのグリル 梅ソース

長持ち

材料（4人分）
- 豚ロース厚切り肉…4枚（400g）
- れんこん……………………100g
- オクラ………………………4本
- A
  - 酒………………大さじ½
  - 塩………………小さじ½
  - こしょう………少々
  - にんにく（すりおろし）…1片分
- サラダ油……………大さじ2
- B
  - 梅肉、酒、みりん…各大さじ3
  - しょうゆ………大さじ1½

作り方 🕒20分
1. 豚ロース厚切り肉は、**A**をもみ込む。
2. れんこんは皮をむき、2cm幅のいちょう切り、オクラは斜め半分に切って、どちらも塩ゆでする。
3. フライパンにサラダ油を中火で熱し、**1**を両面焼いて取り出す。そのまま同じフライパンに**2**を入れて焼き色をつける。
4. **3**の豚肉を食べやすく切り、保存容器に野菜とともに入れて、合わせた**B**をかける。

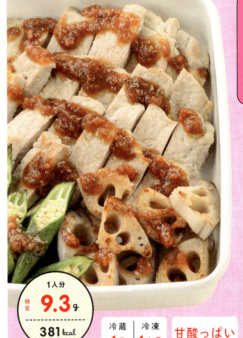

1人分
糖質 **9.3**g
381kcal

冷蔵 **4**日 ｜ 冷凍 **1**か月

甘酸っぱい

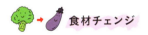 食材チェンジ
れんこん130g→長いも130g

しっかり味つけでお弁当にもおすすめ
中華風ポークソテー

変身

材料（4人分）
- 豚ロースとんカツ用肉
  …………………4枚（400g）
- 塩、こしょう…………各少々
- 小麦粉…………………適量
- サラダ油……………大さじ1
- A
  - オイスターソース、酒
    …………………各大さじ2
  - しょうゆ、砂糖…各大さじ1
  - おろししょうが…小さじ⅔

作り方 🕒15分
1. 豚ロースとんカツ用肉はすじ切りをし、塩、こしょうをふって小麦粉をまぶす。
2. フライパンにサラダ油を中火で熱して**1**を両面こんがりと焼き、余分な油をペーパータオルでふき取る。
3. **A**を加えて煮からめる。

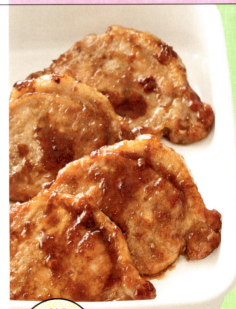

1人分
糖質 **8.3**g
322kcal

冷蔵 **3**日 ｜ 冷凍 **1**か月

こっくり

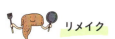 リメイク
刻んだブロッコリーを混ぜたごはんに、キャベツのせん切りとともにのせ、丼に。

メインおかず

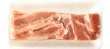

豚バラかたまり肉

ゆるオフ

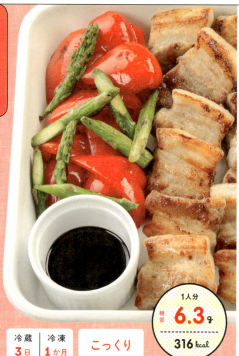

冷蔵 3日 / 冷凍 1か月　こっくり

1人分 糖質 6.3g　316kcal

バルサミコのとろ〜り甘い極上ソース
グリルポークの温野菜添え

材料（4人分）
豚バラかたまり肉………300g
グリーンアスパラガス……2本
パプリカ（赤）……………1個
バルサミコ酢………100ml
A｜塩、ガーリックパウダー、鶏がらスープの素（顆粒）……各小さじ½
　｜こしょう……………少々

作り方 ⏱20分（+漬け時間1時間）
1 豚バラかたまり肉は1cm厚さに切り、Aをもみ込み1時間おく。
2 グリーンアスパラガスは根元のかたい部分とはかまを除いて斜め切り、パプリカはヘタと種を除いて大きめの乱切りにする。
3 バルサミコ酢は½量になるまで煮つめる。
4 フライパンを中火で熱して1を入れ、両面こんがりと焼いて取り出す。同じフライパンで2も焼き色がつくまで焼く。食べるときに3をかける。

OFF 糖質オフポイント
バルサミコ酢は煮つめると、砂糖などを使わなくても甘みたっぷりのソースになる。

本気オフ

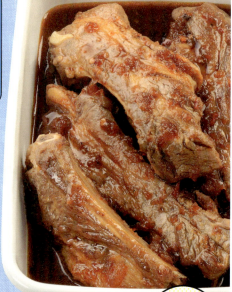

冷蔵 3日 / 冷凍 1か月　ピリ辛

1人分 糖質 2.8g　416kcal

酢で煮たお肉がさっぱりやわらか
スペアリブの焼きびたし

材料（4人分）
豚スペアリブ肉……4本（600g）
塩………………小さじ½
酒………………大さじ1
サラダ油………………大さじ1
A｜玉ねぎ（すりおろし）………⅙個分
　｜しょうゆ、酢……各大さじ4
　｜はちみつ…………小さじ1
　｜豆板醤…………小さじ1

作り方 ⏱10分（+漬け時間10分／蒸らし時間30分）
1 豚スペアリブ肉は塩、酒をふりかけ、10分ほどおく。Aは混ぜ合わせておく。
2 フライパンにサラダ油を中火で熱し、1のスペアリブを加えて両面こんがりと焼く。
3 2にAを加えて煮立たせ、3分ほど煮て火を止め、ふたをして30分ほど蒸らす。

OFF 糖質オフポイント
玉ねぎのすりおろしを甘みとして使って糖質カット。

44

赤身と脂肪がバランスよく入った三枚肉で、脂のうまみがたっぷり。
ゆっくりと加熱することで、やわらかいまま味がしっかりしみ込む。

100gあたり
糖質 **0.1**g
カロリー **366** kcal

甘酸っぱい香味ソースが食欲をそそる
豚肉の油淋鶏風

材料（4人分）
- 豚バラかたまり肉……300g
- 片栗粉……大さじ1
- 揚げ油……適量
- A
  - しょうゆ、酒……各大さじ2
  - しょうが（すりおろし）、にんにく（すりおろし）……各1片分
- B
  - 長ねぎ（みじん切り）…1本分
  - しょうが（すりおろし）、にんにく（みじん切り）……各1片分
  - 赤唐辛子（小口切り）…1本分
  - しょうゆ、砂糖…各大さじ1½
  - 酢……小さじ4
  - ごま油……小さじ2

作り方 ⏱ **20**分（＋漬け時間10分）
1. 豚バラかたまり肉は2㎝厚さに切り、**A**に10分ほど漬けておく。
2. **1**の汁けを除いて片栗粉を薄くまぶし、180℃の揚げ油でカラッと揚げる。
3. **2**に合わせた**B**をかける。

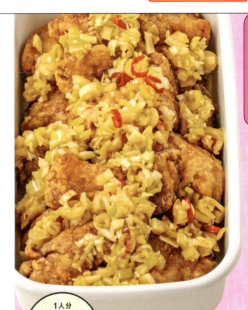

長持ち

1人分
糖質 **7.0**g
377 kcal

冷蔵 5日 ｜ 冷凍 1か月

甘酸っぱい

やさしい味わいやわらか食感
しっとりレンチン塩豚

材料（4人分）
- 豚バラかたまり肉……400g
- A
  - 塩こうじ……大さじ4
  - 砂糖……小さじ1
- B
  - 酒……大さじ3
  - にんにく（薄切り）、しょうが（薄切り）…各1片分
  - 長ねぎ（青い部分）……1本分

作り方 ⏱ **10**分（＋漬け時間ひと晩）
1. 豚バラかたまり肉はフォークで数か所穴をあける。**A**をもみ込んでひと晩漬ける。
2. 耐熱容器に汁けを除いた**1**、**B**を入れ、ふんわりとラップをして電子レンジ（600W）で4分加熱する。
3. 取り出して上下を返し、ラップをしてさらに4分加熱する。扉を開けずに粗熱がとれるまで蒸らし、食べやすく切る。

リメイク
チンゲン菜やきのこ合わせて、炒めものに。

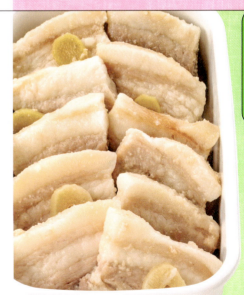

変身

1人分
糖質 **7.1**g
411 kcal

冷蔵 4日 ｜ 冷凍 1か月

塩味

メインおかず

牛こま切れ肉

ゆるオフ

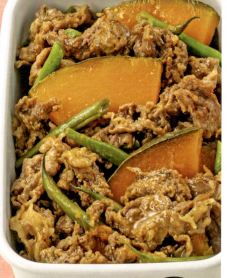

冷蔵3日 | 冷凍1か月 | しょうゆ味

1人分 糖質 **6.0**g / 215 kcal

バターでコクのある味わいに
牛とかぼちゃのバターじょうゆ

材料（4人分）
- 牛こま切れ肉 …… 300g
- かぼちゃ …… 130g
- さやいんげん …… 6本
- A しょうゆ …… 大さじ1½
    片栗粉 …… 小さじ1
    こしょう …… 少々
- バター …… 20g

作り方 ⏱20分
1. かぼちゃは6mm幅の薄切りにし、大きめの耐熱容器に広げて入れる。
2. ポリ袋に牛こま切れ肉とAを入れてもみ込む。さやいんげんはすじを除き、斜め切りにする。
3. 1に2の牛肉を広げていんげんをのせ、ちぎったバターを散らして、ラップをして電子レンジ（600W）で5分加熱する。
4. 3を取り出し、上下を返して混ぜさらに3分ほど加熱する。

OFF 糖質オフポイント
片栗粉は少なめに。バターしょうゆのコクで濃厚な味わいに。

本気オフ

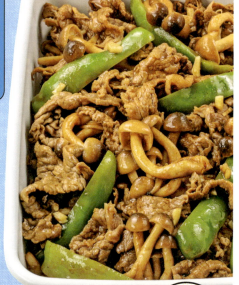

冷蔵3日 | 冷凍1か月 | さっぱり

1人分 糖質 **2.5**g / 194 kcal

黒酢で味が締まる
牛肉ときのこの黒酢炒め

材料（4人分）
- 牛こま切れ肉 …… 300g
- しめじ …… 1パック
- ピーマン …… 2個
- にんにく（みじん切り）…… ½片分
- 塩、こしょう …… 各少々
- サラダ油 …… 大さじ1
- A 黒酢 …… 大さじ2
    しょうゆ …… 大さじ1
    砂糖 …… 小さじ1

作り方 ⏱15分
1. 牛こま切れ肉は食べやすく切り、塩、こしょうをふる。
2. しめじは石づきを落としてほぐし、ピーマンはヘタと種を除いて縦1cm幅に切る。
3. フライパンにサラダ油を熱して、にんにく、1を中火で炒める。肉に火が通ったら、2を加えてさっと炒める。Aを加えて炒め合わせる。

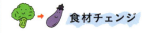 食材チェンジ

ピーマン2個→セロリ150g

糖質が低いうえ、ミネラルが豊富で、鉄分が多い食材。
色々な部位が入っているので、うまみたっぷりで香り高く、味わい深い。

100gあたり
糖質 **0.4g**
カロリー **196kcal**

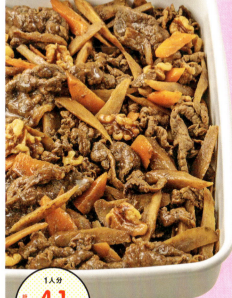

長持ち

くるみの風味と食感がカギ
牛ごぼうの甘辛煮

材料（4人分）
牛こま切れ肉 …………… 300g
ごぼう ………………………… 1本
にんじん …………………… 1/3本
くるみ ……………………… 30g
ごま油 ………………… 大さじ1
A｜水 ……………………… 250ml
 ｜しょうゆ ………… 大さじ2
 ｜みりん、砂糖 …… 各小さじ2
 ｜和風だしの素（顆粒）
 ｜ ………………… 小さじ1/2

作り方 ⏱20分

1 ごぼう、にんじんは皮をむいて大きめのささがきにし、ごぼうは水にさらして水けをきる。
2 鍋にごま油を中火で熱し、牛こま切れ肉を炒め、1を加えて炒める。
3 くるみ、Aを加え、ときどき混ぜながら汁けがなくなるまで煮る。

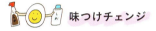
味つけチェンジ
しょうゆ大さじ2
→ポン酢しょうゆ大さじ2で甘酸っぱい味わいに。

1人分
糖質 **4.1g**
275kcal

冷蔵 4日 ｜ 冷凍 1か月

甘辛

シンプルな味つけでアレンジ自在
牛とたけのこの塩にんにく炒め

材料（4人分）
牛こま切れ肉 …………… 300g
たけのこ（水煮） ………… 150g
さやえんどう …………… 40g
にんにく（みじん切り） … 2片分
A｜酒 ………………… 小さじ2
 ｜しょうゆ ………… 小さじ1
片栗粉 ………………… 小さじ1
ごま油 ………………… 大さじ1
塩 …………………… 小さじ1/3

作り方 ⏱15分

1 牛こま切れ肉にAをもみ込み、片栗粉をまぶす。
2 たけのこの穂先はくし形切り、根元はいちょう切りにし、さやえんどうはヘタとすじを除く。
3 フライパンにごま油を熱し、弱火でにんにくを炒める。
4 にんにくの香りが立ったら1、さやえんどうを入れて中火で炒め、たけのこ、塩を加えて炒め合わせる。

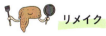
リメイク

糖質量の低いもやしやチンゲン菜を加えてボリュームアップ。

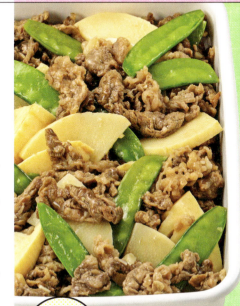

変身

1人分
糖質 **2.3g**
198kcal

冷蔵 3日 ｜ 冷凍 1か月

塩味

47

メインおかず

牛薄切り肉（もも・ロース）

ゆるオフ

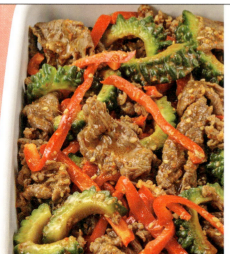

冷蔵 3日 ／ 冷凍 3週間 ／ ピリ辛

1人分 糖質 4.0g ／ 303kcal

ピリッとした辛みがアクセント
ゴーヤのプルコギ風

材料（4人分）
- 牛ロース薄切り肉 …… 300g
- ゴーヤ …… 1本
- 赤ピーマン …… 2個
- A
  - しょうゆ …… 大さじ2
  - 酒、ごま油 …… 各大さじ1½
  - 砂糖 …… 大さじ1
  - 一味唐辛子 …… 小さじ1
  - おろしにんにく、おろししょうが …… 各小さじ½
- 白いりごま …… 大さじ½

作り方 🕒 10分
1. ゴーヤは種とわたを除いて1cm幅の半月切りにする。赤ピーマンはヘタと種を除き、細切りにする。
2. Aをボウルで混ぜ、牛ロース薄切り肉、1のゴーヤを入れてもみ込む。
3. 油をひかずに熱したフライパンに、2を入れて炒める。赤ピーマン、白いりごまを加えて炒め合わせる。

OFF 糖質オフポイント
糖質量の高い玉ねぎやにんじんの代わりに、糖質の低いゴーヤと赤ピーマンを使用。

本気オフ

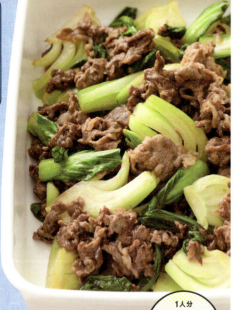

冷蔵 3日 ／ 冷凍 1か月 ／ こっくり

1人分 糖質 2.1g ／ 168kcal

オイスターソースが味の決め手
牛とチンゲン菜のオイスター炒め

材料（4人分）
- 牛もも薄切り肉 …… 250g
- チンゲン菜 …… 2株
- しょうゆ、酒 …… 各大さじ½
- サラダ油 …… 大さじ1
- A
  - オイスターソース …… 大さじ1½
  - 酒 …… 大さじ1

作り方 🕒 10分
1. 牛もも薄切り肉は食べやすく切り、しょうゆ、酒をもみ込む。
2. チンゲン菜の葉はざく切り、根元の部分は縦6等分のくし形切りにする。
3. フライパンにサラダ油を熱し、1、2の根元の部分を入れて中火で2分ほど炒める。
4. 肉に火が通ったら、A、2の葉の部分を加えて、汁けがなくなるまで3分ほど炒める。

味つけチェンジ
オイスターソース大さじ1½
→みそ大さじ1で和風味。

48

牛ロースは、牛ももより糖質がやや低い。
火が通りやすいので、さっと加熱にとどめてやわらか食感をキープして。

100gあたり	牛もも薄切り肉	牛肩ロース薄切り肉
糖質	0.4g	0.2g
カロリー	196kcal	295kcal

長持ち

ビタミンカラーでボリュームも満点
彩り野菜の牛巻き

材料（4人分）
- 牛ロース薄切り肉…8枚（240g）
- ズッキーニ………………½本
- パプリカ（赤・黄）……各½個
- 塩、こしょう、小麦粉…各適量
- サラダ油………………大さじ½
- A
  - しょうゆ、酒、みりん………各大さじ2
  - 砂糖………………小さじ1

作り方 🕐 15分

1. ズッキーニは5mm角の棒状に、パプリカはヘタと種を除いて縦5mm幅に切る。
2. 牛ロース薄切り肉は1枚ずつ縦に広げ並べて塩、こしょうをふり、小麦粉を薄くまぶす。
3. 2に1を⅛量ずつのせ、手前からきつく巻く。
4. フライパンにサラダ油を熱し、3の巻き終わりを下にして並べる。転がしながら焼き色をつけ、ふたをして弱火で火を通す。
5. 余分な油をふき取り、Aを回し入れて煮からめ、食べやすく切る。

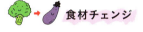
食材チェンジ
ズッキーニ½本
→グリーンアスパラガス2本

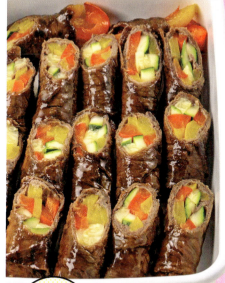

1人分 糖質 9.1g / 258kcal
冷蔵 4日 / 冷凍 3週間
甘辛

変身

ソースにもなるスパイシー煮
牛とトマトのカレー煮込み

材料（4人分）
- 牛もも薄切り肉…………300g
- にんにく（みじん切り）……1片分
- トマト………………………2個
- オクラ………………………6本
- 塩、こしょう……………各少々
- サラダ油……………大さじ1
- カレー粉……………大さじ1½
- A
  - 水………………………150ml
  - トマトケチャップ…大さじ3
  - しょうゆ……………大さじ1
  - コンソメスープの素（顆粒）、砂糖………………各小さじ1

作り方 🕐 25分

1. 牛もも薄切り肉は食べやすく切り、塩、こしょうをふる。
2. トマトはヘタを除いてざく切りにする。オクラはガクを除き、斜め半分に切る。
3. フライパンにサラダ油を熱し、にんにく、1を炒める。肉に火が通ったら、カレー粉を加えてさっと炒める。
4. 2のトマトとAを加え、沸騰したらふたをして弱火で15分煮る。
5. ふたをはずしてオクラを加え、強火にして煮汁が半分になるまで煮つめる。

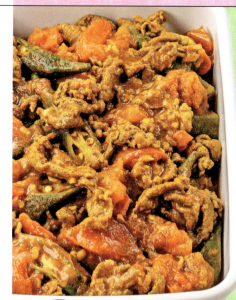

1人分 糖質 8.6g / 229kcal
冷蔵 3日 / 冷凍 1か月
スパイシー

メインおかず

牛かたまり肉（もも・肩ロース・すじ）

ゆるオフ

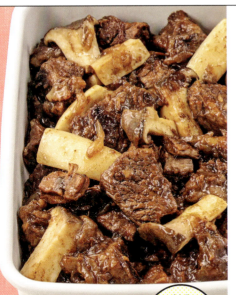

冷蔵 3日 ｜ 冷凍 3週間　こっくり

1人分 糖質 6.3g　394kcal

味わい深いじっくり煮
牛のバルサミコ煮込み

材料（4人分）

牛肩ロースかたまり肉 ……… 400g
玉ねぎ ……………………… 1/2個
エリンギ …………………… 大2本
サラダ油 …………………… 大さじ1
塩、こしょう ……………… 各少々
A｜水 ……………………… 500ml
　｜バルサミコ酢 …………… 60ml
　｜赤ワイン ……………… 大さじ2
　｜コンソメスープの素（顆粒）
　｜ ………………………… 小さじ1
　｜砂糖 …………………… 小さじ2/3
バター ……………………… 15g

作り方 ⏱70分

1 牛肩ロースかたまり肉はひと口大に切り、ゆでこぼす。
2 玉ねぎは薄切りに、エリンギは縦4等分に切り、半分に切る。
3 鍋にサラダ油を熱し、1と玉ねぎを入れて塩、こしょうをふって炒める。
4 Aを加え、沸騰したらアクを取る。ふたをして弱火で50分ほど煮込む。
5 ふたをはずしてエリンギとバターを加え、強火で混ぜ、煮汁が半量になるまで煮つめる。

本気オフ

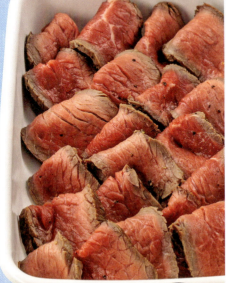

冷蔵 3日 ｜ 冷凍 ×　スパイシー

1人分 糖質 0.6g　317kcal

ソースがなくてもしっかり味
フライパンローストビーフ

材料（4人分）

牛肩ロースかたまり肉（ローストビーフ用） ……………… 400g
塩、粗びき黒こしょう
 …………………… 各小さじ2
おろしにんにく …………… 少々
オリーブ油 ………………… 小さじ2

作り方 ⏱25分（+おく時間50分）

1 牛肩ロースかたまり肉は塩、粗びき黒こしょう、おろしにんにくをすり込んで、室温で40分ほどおく。
2 フライパンにオリーブ油を弱めの中火で熱し、1を入れて各面を1分30秒ずつ、トングで返しながら焼く。
3 火を止めたらふたをして10分ほどおく。牛肉をアルミホイルで包み、粗熱がとれたら食べやすく切る。

OFF 糖質オフポイント

糖質量が高くなりやすいソースは作らず、肉にしっかりと味つけする。

牛すじは糖質ゼロ。
噛みごたえがあるので、満腹感が得られやすい。
しっかり煮込むとうまみが出てやわらかく仕上がる。

低糖質で食べごたえばつぐん！

100gあたり		
牛ももかたまり肉	牛肩ロースかたまり肉	牛すじかたまり肉
糖質 0.4g	糖質 0.2g	糖質 0g
カロリー 196 kcal	カロリー 295 kcal	カロリー 152 kcal

とろとろの食感だけどコクうま
牛すじと大根のみそ煮

材料（4人分）
牛すじかたまり肉……… 400g
大根………………………… 1/2本
さやいんげん ……………… 6本
サラダ油 ………………… 大さじ1
A｜水 ………………… 500ml
　｜酒 ………………… 60ml
　｜塩 ……………… 小さじ1/2
B｜みりん、みそ …… 各大さじ2
　｜砂糖 …………… 小さじ1

作り方 🕐 120分

1 牛すじかたまり肉は20分ほどゆでて流水で洗い、ひと口大に切る。
2 大根は皮をむいて3cm幅のいちょう切りにし、耐熱容器に入れてラップをして、電子レンジ（600W）で8分加熱する。
3 鍋にサラダ油を熱し、1を入れて炒める。2とAを加え、沸騰したらふたをして、弱めの中火で1時間ほど煮込む。
4 ふたをはずし、Bと3等分に切ったさやいんげんを加え、弱火で汁けがなくなるまで煮つめる。

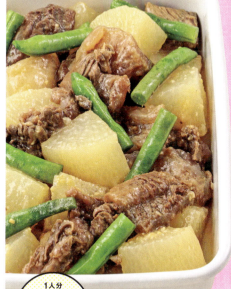

長持ち

1人分 糖質 7.8g / 258 kcal
冷蔵 4日 ／ 冷凍 ×
みそ味

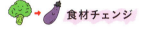
食材チェンジ
大根1/2本→ごぼう2本

塩こうじでお肉がしっとりやわらかい
牛肉の塩こうじ焼き

材料（4人分）
牛ももかたまり肉（カレー用）
………………………… 300g
グリーンアスパラガス …… 4本
塩こうじ ………………… 大さじ2
はちみつ ……………… 大さじ1/2
サラダ油 ………………… 大さじ1

作り方 🕐 15分（＋漬け時間ひと晩）

1 牛ももかたまり肉は半分の厚さに切って、フォークで数か所穴をあける。グリーンアスパラガスは根元のかたい部分とはかまを除いて、3cm長さの斜め切りにする。
2 ポリ袋に1、塩こうじ、はちみつを入れ、冷蔵庫でひと晩おく。
3 フライパンにサラダ油を熱し、2を汁ごと入れて両面を焼き、中まで火を通す。

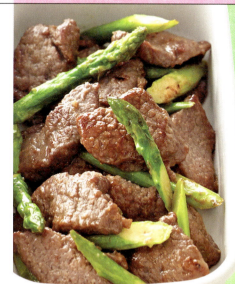

変身

1人分 糖質 5.6g / 199 kcal
冷蔵 3日 ／ 冷凍 1か月
塩味

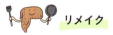
リメイク
大根おろしとだし汁で煮て、さっぱりおろし煮込みに。

メインおかず

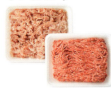

ひき肉（鶏・豚・合いびき）

ゆるオフ

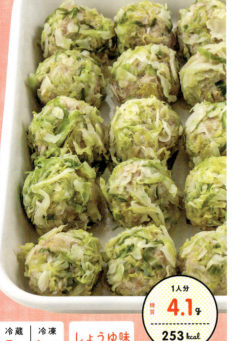

冷蔵 3日 ｜ 冷凍 1か月 ｜ しょうゆ味
1人分 糖質 4.1g / 253kcal

皮のキャベツがシャキシャキで食べごたえあり

キャベツのシューマイ

材料（4人分）

- 豚ひき肉 …………………… 400g
- キャベツ ……………… 5枚（250g）
- 塩 …………………… 小さじ⅓
- A
  - 長ねぎ（みじん切り）… 1本分
  - 片栗粉、ごま油 …… 各小さじ2
  - しょうゆ ………… 小さじ1
  - 塩 ………………… 小さじ⅓
  - こしょう ………………… 少々
- 水 …………………………… 100ml

作り方　⏱20分

1. キャベツはせん切りにして塩をふって5分おき、水けを絞る。
2. ボウルに豚ひき肉、Aを加えてよく練り混ぜる。20等分にして丸め、1をまぶして軽く握る。
3. フライパンに2を並べて、水を注いでふたをし、強めの中火にして8分蒸し焼きにする。
4. ふたをはずして水分をとばす。

OFF 糖質オフポイント

シューマイの皮の代わりにキャベツのせん切りを使うことで糖質ダウン。

本気オフ

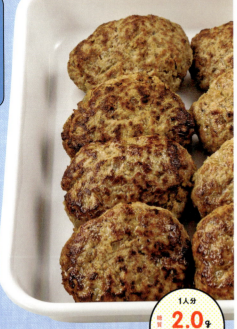

冷蔵 3日 ｜ 冷凍 1か月 ｜ こっくり
1人分 糖質 2.0g / 292kcal

ふわふわでふっくらおいしい

おからハンバーグ

材料（4人分）

- 合いびき肉 ………………… 400g
- おから（生） ………………… 80g
- 玉ねぎ ……………………… ½個
- A
  - 卵 ………………………… 1個
  - 水 ………………………… 大さじ3
  - 塩 ……………………… 小さじ⅔
  - こしょう ………………… 少々
- サラダ油 …………………… 大さじ1
- 水 …………………………… 大さじ3

作り方　⏱20分

1. 玉ねぎはみじん切りにして耐熱容器に入れ、ふんわりとラップをして、電子レンジ（600W）で2分加熱して粗熱をとる。
2. ボウルに合いびき肉、おから、1、Aを加えてよく練り混ぜて、8等分の楕円に成形する。
3. フライパンにサラダ油を熱し、2を並べる。中火で両面焼き色がつくまで焼く。水を加えてふたをしたら、弱火にして5分ほど水分がなくなるまで蒸し焼きにする。

リメイク

溶き卵にからめておからパウダーをまぶして揚げると、ダブルおからのメンチカツに。

糖質ゼロの鶏ひき肉は、脂肪が少なくさっぱりとしているので、野菜などでうまみをプラスして。合いびき肉はうまみやコクがたっぷりなので、少なめの調味料でもしっかり味がつく。

100gあたり		
鶏ひき肉 糖質 **0.0**g カロリー **171**kcal	豚ひき肉 糖質 **0.1**g カロリー **209**kcal	合いびき肉 糖質 **0.2**g カロリー **222**kcal

長持ち

はんぺんを混ぜ込んでふんわり仕上げる
鶏ひき肉のさつま揚げ風

材料（4人分）

- 鶏ひき肉 ………… 200g
- はんぺん ………… 1枚
- ごぼう（ささがき）………… 30g
- にんじん（ささがき）………… 30g
- 塩 ………… ふたつまみ
- 揚げ油 ………… 適量

作り方 🕐 **20分**

1. ポリ袋にはんぺんを入れ、手でもんでなめらかになるまでつぶす。ボウルに入れて鶏ひき肉、塩を加えてよく練り混ぜる。
2. **1**にごぼう、にんじんを混ぜ、手にサラダ油適量（分量外）を塗って12等分にして丸める。
3. 160℃の揚げ油で**2**を2分30秒ほどカラッと揚げる。

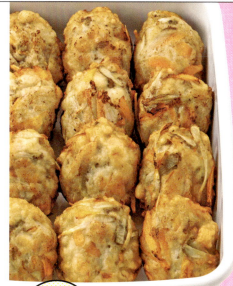

1人分 糖質 **3.4**g / 123kcal
冷蔵 4日 | 冷凍 1か月　塩味

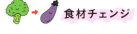
食材チェンジ
はんぺん1枚→木綿豆腐½丁

オクラのとろみと肉みそがよくからむ
オクラの肉みそ炒め

材料（4人分）

- 合いびき肉 ………… 300g
- オクラ ………… 16本
- しょうが（みじん切り）………… 1片分
- ごま油 ………… 大さじ1
- 豆板醤 ………… 小さじ½
- A ┌ 酒 ………… 大さじ4
　　├ みそ ………… 大さじ3
　　└ 砂糖 ………… 大さじ2

作り方 🕐 **15分**

1. オクラはガクをむいて斜め半分に切る。
2. フライパンにごま油を熱し、しょうが、合いびき肉を入れて炒める。肉に火が通ったら、豆板醤を加えてさらに炒める。
3. **2**に、混ぜ合わせた**A**と**1**のオクラを加えて、さっと炒め合わせる。

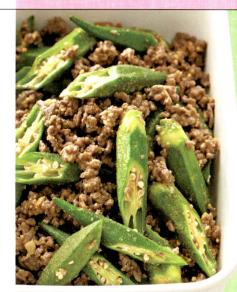

1人分 糖質 **7.4**g / 262kcal
冷蔵 3日 | 冷凍 1か月　ピリ辛

変身

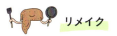
リメイク
豆腐にかけて、そぼろ豆腐に。

メインおかず（ひき肉）

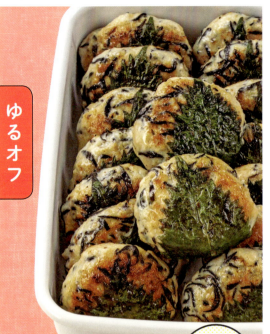

ゆるオフ

冷蔵 3日 ｜ 冷凍 1か月
みそ味

1人分
糖質 3.1g
231 kcal

青じその香りとひじきの食感がマッチ
ひじきつくね

材料（4人分）

鶏ひき肉 …………………… 400g
芽ひじき（乾燥）…………… 10g
青じそ ……………………… 16枚
A┌ みそ ……………………… 大さじ2
　│ 酒 ………………………… 大さじ1
　│ しょうが（すりおろし）
　│ …………………………… 1/2片分
　└ 片栗粉 …………………… 大さじ1
ごま油 ……………………… 大さじ1

作り方 🕐 15分

1 芽ひじきはさっと洗って水でもどし、水けをきる。
2 ボウルに、鶏ひき肉、1、Aを入れてよく混ぜる。16等分に丸めてから平らにつぶし、片面に青じそを巻きつける。
3 フライパンにごま油を熱し、2を加えて中火でこんがりと焼いて、上下を返す。ふたをして弱火で4分ほど蒸し焼きにする。

OFF 糖質オフポイント

糖質が少ないひじきでかさ増し。さらに糖質ゼロの青じそやごま油で風味をつける。

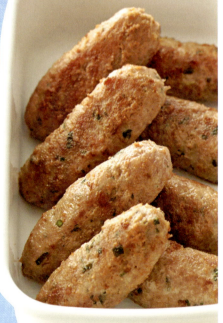

本気オフ

冷蔵 3日 ｜ 冷凍 1か月
塩味

1人分
糖質 0.7g
189 kcal

バジルの風味がさわやか
焼きソーセージ

材料（4人分）

豚ひき肉 …………………… 300g
バジル ……………………… 10枚
A┌ 溶き卵 …………………… 大さじ2
　│ コンソメスープの素（顆粒）
　│ …………………………… 小さじ2
　│ 塩 ………………………… 小さじ1
　└ 粗びき黒こしょう ……… 少々
オリーブ油 ………………… 小さじ2

作り方 🕐 20分

1 バジルはみじん切りにする。
2 ボウルに豚ひき肉、A、1を入れてよく混ぜ合わせて8等分にし、手にオリーブ油（分量外）を塗って空気を抜きながらソーセージ形に成形する。
3 フライパンにオリーブ油を熱して2を転がしながら中火で焼く。

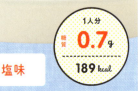 **リメイク**

キャベツやにんじん、マッシュルームなどとコンソメスープで煮込んで、ポトフに。

豆腐入りの肉ダネがふんわりやわらか
ふわふわロール白菜

材料（4人分）

豚ひき肉	400g
木綿豆腐	200g
白菜	8枚
さやえんどう	8枚
A 片栗粉	小さじ2
しょうゆ	小さじ1
塩	小さじ1/3
B 湯	400ml
酒	大さじ1
鶏がらスープの素（顆粒）	小さじ2
塩、こしょう	各少々

作り方 25分

1 白菜は水にくぐらせて耐熱容器に入れ、ふんわりとラップをして、電子レンジ（600W）で3〜4分加熱する。粗熱がとれたら芯に縦に数本切り込みを入れる。さやえんどうはヘタとすじを除き、斜め半分に切る。

2 ボウルに豚ひき肉、木綿豆腐、**A**を入れて混ぜる。8等分にして**1**の白菜にのせて、それぞれ葉先からくるくると巻く。

3 巻き終わりを下にして鍋に並べる。**B**を注いでふたをして10〜15分煮る。仕上げにさやえんどうを加えてひと煮立ちさせる。

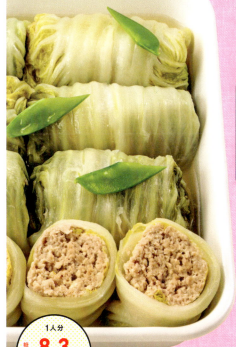

1人分 糖質 **8.3**g / 298kcal
冷蔵 4日 / 冷凍 1か月
しょうゆ味
長持ち

味つけチェンジ

鶏がらスープの素（顆粒）小さじ2
→コンソメスープの素（顆粒）小さじ1、トマト（小角切り）1/4個分で洋風トマト味に。

しめじとクリームのコクがたっぷり
きのこボールのクリーム煮

材料（4人分）

合いびき肉	400g
しめじ	2パック
にんにく（みじん切り）	1片分
A 溶き卵	1/2個分
塩	小さじ1/2
こしょう	少々
サラダ油	大さじ1
B 白ワイン	大さじ2
コンソメスープの素（顆粒）	ふたつまみ
生クリーム	100ml
塩、こしょう	各少々

作り方 15分

1 しめじは石づきを落として半量はほぐす。残りはみじん切りにする。

2 ボウルに合いびき肉、**1**のみじん切りにしたしめじ、**A**を加えて混ぜてひと口大に丸める。

3 フライパンにサラダ油を熱し、**2**を入れて、転がしながら焼き色をつける。**1**のほぐしたしめじ、にんにくを加えて炒め合わせ、しめじに油が回ったら**B**を加えてふたをして3分ほど蒸し焼きにする。

4 **3**に生クリームを加えてひと煮立ちさせ、塩、こしょうで味を調える。

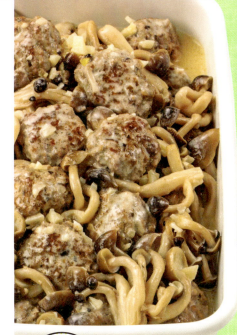

1人分 糖質 **1.9**g / 383kcal
冷蔵 3日 / 冷凍 1か月
こっくり
変身

リメイク

ブロッコリーを加えてピザ用チーズを散らして焼き、グラタン風に。

メインおかず

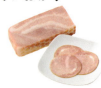

ベーコン・ハム

ゆるオフ

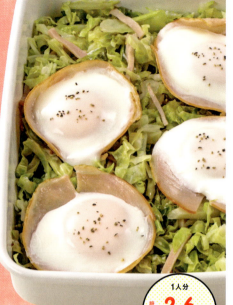

冷蔵 3日 ／ 冷凍 ×　スパイシー

1人分 糖質 **2.6**g ／ 192 kcal

朝食にもぴったりなボリュームおかず
巣ごもりハムエッグ

材料（4人分）
ハム……………………8枚(160g)
卵………………………………4個
キャベツ………………………3枚
A┌コンソメスープの素（顆粒）
　│……………………ひとつまみ
　│粒マスタード、オリーブ油
　└………………………各小さじ2
粗びき黒こしょう……………少々

作り方 🕛 25分
1 キャベツとハム4枚はせん切りにして、**A**を加えてあえる。
2 **1**を耐熱容器に広げ、残りのハムは外側に均等に3か所切り込みを入れてのせ、中央に卵を割り入れる。
3 フライパンに**2**を入れて耐熱容器の半分の高さまで水を注ぐ。ふたをして10〜15分蒸し焼きにする。仕上げに粗びき黒こしょうをふる。

OFF 糖質オフポイント
キャベツのせん切りがたっぷりで食べごたえ満点。カロリーも糖質も気にせず食べられる。

本気オフ

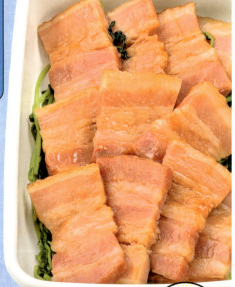

冷蔵 3日 ／ 冷凍 1か月　甘辛

1人分 糖質 **2.7**g ／ 221 kcal

短時間で仕上がる甘辛チャーシュー
ベーコンのチャーシュー風

材料（4人分）
ベーコン（ブロック）……… 200g
豆苗…………………………½パック
A┌酒……………………………大さじ3
　│しょうゆ、オイスターソース
　│………………………各大さじ½
　└砂糖……………………小さじ½

作り方 🕛 10分
1 ベーコンは7〜8mm幅に切る。豆苗は根元を落とす。
2 鍋に**A**、ベーコンを入れ、弱火で混ぜながら5分ほど煮る。豆苗を加え、さっと火を通す。

食材チェンジ
豆苗½パック→小松菜⅓束

素材に塩けがあるので、シンプルな調理でうまみが出やすい。
ベーコンは糖質が少なく、燻製されて香り高いので、
料理のだしとしても活用できる。

100gあたり	
ベーコン 糖質 **2.6**g	ロースハム 糖質 **1.1**g
カロリー **400**kcal	カロリー **211**kcal

ベーコンのうまみが、野菜の甘みを引き出す
ベーコンのポトフ

長持ち

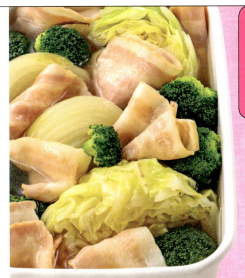

材料（4人分）
- ベーコン……………… 8枚(120g)
- ブロッコリー……………… 1株
- 玉ねぎ……………… 大1個
- キャベツ……………… 小½個
- A ｜ 水……………… 800㎖
  ｜ コンソメスープの素（顆粒）
  ｜ ……………… 大さじ1
- 塩、こしょう……………… 各少々

作り方 ⏱15分

1. ベーコンは半分長さに切る。ブロッコリーは小房に分ける。玉ねぎはくし形切りにする。キャベツは芯をつけたまま4等分のくし形切りにする。
2. 鍋に**1**のベーコンと**A**を入れて火にかけて煮立てる。玉ねぎ、キャベツ、ブロッコリーの順に加え、弱火でやわらかくなるまで煮たら、塩、こしょうで味を調える。

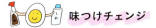 **味つけチェンジ**

コンソメスープの素（顆粒）大さじ1→和風だしの素（顆粒）小さじ1＋しょうゆ大さじ2で和風味に。

1人分 糖質 **9.7**g / **178**kcal
冷蔵 **4**日 ｜ 冷凍 **1**か月 塩味

炒めたハムとチーズのうまみがマッチ
ハムとトマトのイタリアン炒め

変身

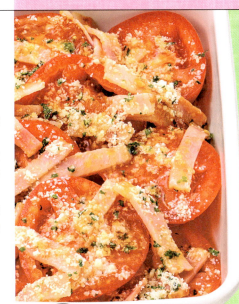

材料（4人分）
- ハム……………… 4枚(80g)
- トマト……………… 2個
- コンソメスープの素（顆粒）
  ……………… 小さじ1
- オリーブ油……… 大さじ1½
- パセリ（みじん切り）…… 小さじ1
- 粉チーズ……………… 大さじ1

作り方 ⏱10分

1. ハムは半分に切って1㎝幅に切る。トマトは輪切りにする。
2. フライパンにオリーブ油を中火で熱して、**1**のハムをさっと炒める。
3. **1**のトマト、コンソメスープの素を加えてさっと炒め、パセリ、粉チーズをふる。

 リメイク

細かく刻んだブロッコリーとともにコンソメスープで煮込んでリゾット風に。

1人分 糖質 **3.6**g / **110**kcal
冷蔵 **4**日 ｜ 冷凍 **1**か月 こっくり

Column 1 糖質オフ主食レシピ

糖質オフをしていても、お米や麺が食べたい！そんな人のための低糖質主食レシピを紹介します。

ゆるオフ
お米や麺にかさ増し食材を加えて、ボリュームを出しています。

しょうがとごま油が決め手
厚揚げとエリンギのチャーハン

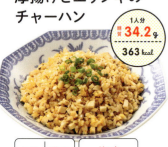

1人分 糖質 34.2g / 363 kcal
冷蔵 3日 ／ 塩味

材料（2人分）
- ごはん…………180g
- 厚揚げ………小1枚(150g)
- エリンギ…………大1本
- 卵…………………1個
- 長ねぎ……………1/3本
- しょうが…………1片
- ごま油、しょうゆ…各大さじ1
- 塩、粗びき黒こしょう…各少々
- 小ねぎ(小口切り)……適量

作り方 ⏱15分
1. 厚揚げ、エリンギ、長ねぎ、しょうがは粗みじん切りにする。
2. フライパンにごま油を中火で熱して、1の長ねぎ、しょうがを炒める。香りが立ったら厚揚げ、エリンギを加えて炒め合わせる。
3. 2に溶きほぐした卵とごはんを加えて、強火で手早く炒め合わせる。混ざったらしょうゆを回しかけ、塩、粗びき黒こしょうで味を調え、小ねぎを散らす。

鶏肉のうまみがやさしい
カリフラワーの親子雑炊

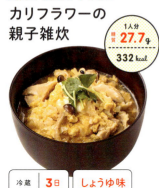

1人分 糖質 27.7g / 332 kcal
冷蔵 3日 ／ しょうゆ味

材料（2人分）
- ごはん……………100g
- カリフラワー……200g(正味)
- 鶏もも肉……1枚(200g)
- 卵…………………2個
- 玉ねぎ……………1/2個
- しめじ……………1/2パック
- 塩…………………少々
- 酒………………大さじ1/2
- A [だし汁………400ml
     しょうゆ……大さじ2
     みりん………大さじ1]
- みつば……………適量

作り方 ⏱20分
1. 鶏もも肉は皮と余分な脂身を除き、ひと口大のそぎ切りにして塩、酒をもみ込む。玉ねぎは薄切り、しめじは石づきを落としてほぐす。カリフラワーは茎ごと粗みじん切りにする。
2. ごはんは水でさっと洗ってザルにあげ、水けをしっかりときる。
3. 鍋にAを煮立てて1を入れて中火で煮る。具材に火が通ったら2を加え、溶きほぐした卵を回し入れて2分ほど煮る。器に盛り、あればみつばを散らす。

ちょっと和風なエスニック
お豆腐ガパオライス

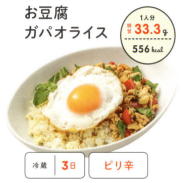

1人分 糖質 33.3g / 556 kcal
冷蔵 3日 ／ ピリ辛
※冷凍OK。2週間（目玉焼きは除く）

材料（2人分）
- ごはん……………150g
- 木綿豆腐………1丁(300g)
- 鶏ひき肉…………200g
- パプリカ(赤)……1/2個
- 玉ねぎ……………1/4個
- バジル……………10枚
- 卵…………………2個
- サラダ油………大さじ1
- A [ナンプラー、オイスターソース…各大さじ1
     豆板醤………小さじ1/4]

作り方 ⏱20分（＋おく時間20分）
1. 木綿豆腐はちぎってザルに入れ、20分おいて水をきる。パプリカ、玉ねぎは1cm角に切る。
2. フライパンに1の豆腐を入れて中火で熱し、崩しながらから炒りする。水分がとんだらボウルに入れ、ごはんと混ぜ合わせる。
3. 同じフライパンに半量のサラダ油を熱して1の玉ねぎと鶏ひき肉を入れて中火で炒める。肉に火が通ったらパプリカを加えてさっと炒め、合わせたAを加えて全体を混ぜ合わせ、ちぎったバジルを加える。
4. きれいなフライパンに残りのサラダ油を熱し、卵を割り入れて目玉焼きを作る。器に2、3を盛り、目玉焼きをのせる。

糖質オフ主食レシピ

えのき入り担々麺
ピリ辛がクセになる濃厚な味

1人分 糖質 32.0g / 442kcal

冷蔵 × / ピリ辛

材料（2人分）
- 中華麺 …… 1袋(120g)
- えのきだけ …… 1袋
- 豚ひき肉 …… 80g
- チンゲン菜 …… 1株
- 長ねぎ …… 1/2本
- しょうが（みじん切り）、にんにく（みじん切り） …… 各1片分
- ごま油 …… 小さじ1
- 豆板醤 …… 大さじ1/2
- A
  - 水 …… 600ml
  - しょうゆ、白練りごま …… 各大さじ2
  - 鶏がらスープの素（顆粒） …… 大さじ1/2
  - 塩 …… 少々
- ラー油 …… 適量

作り方　20分

1. えのきだけは石づきを落としてほぐす。長ねぎは半分ずつみじん切り、白髪ねぎにする。
2. チンゲン菜は縦4等分に切ってさっとゆでて流水にさらし、ザルにあげて水けをきる。同じ鍋で中華麺をゆで、ゆで上がる1分前にえのきを加え、ザルにあげて水けをきる。
3. フライパンにごま油と**1**の長ねぎのみじん切り、しょうが、にんにくを加えて弱火で熱し、香りが立ったら豚ひき肉を加えて炒める。肉に火が通ったら、豆板醤を加えて炒め合わせる。
4. 鍋に**A**を沸かしてよく混ぜる。
5. **2**を器に盛りつけて**4**をかけ、**3**と**2**のチンゲン菜、**1**の白髪ねぎをのせ、ラー油をかける。

ひよこ豆のドライカレー
ひき肉のうまみがしみる

1人分 糖質 37.5g / 468kcal

冷蔵 3日 / スパイシー

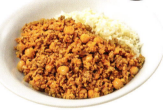

材料（2人分）
- ごはん …… 100g
- カリフラワー …… 200g（正味）
- 合いびき肉 …… 200g
- ひよこ豆（水煮） …… 80g
- 玉ねぎ …… 1/4個
- セロリ …… 1/3本
- にんじん …… 1/4本
- にんにく（みじん切り） …… 1片分
- オリーブ油 …… 大さじ1/2
- A
  - トマトケチャップ …… 大さじ2
  - ウスターソース …… 大さじ1
  - カレー粉 …… 大さじ1/2
  - 水 …… 100ml
  - ローリエ …… 1枚
- 塩 …… 少々

作り方　20分

1. カリフラワーは茎ごと粗みじん切りにする。耐熱容器に入れて水大さじ1（分量外）を加え、電子レンジ（600W）で1分30秒加熱する。水けをきり、ごはんと混ぜ合わせる。
2. 玉ねぎ、すじを除いたセロリ、皮をむいたにんじんは粗みじん切りにする。
3. フライパンににんにくとオリーブ油を入れて弱火で熱し、香りが立ったら**2**を加えて中火で炒める。
4. 野菜がしんなりとしたら、合いびき肉と水けをきったひよこ豆を加えて炒める。肉に火が通ったら、**A**を加えて汁けがなくなるまで中火で煮て、塩で味を調え、器に**1**とともに盛る。

えびとトマトのクリームパスタ
エリンギの歯ごたえがおいしい

1人分 糖質 34.3g / 419kcal

冷蔵 2日 / こっくり

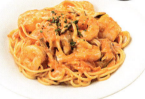

材料（2人分）
- スパゲッティー（乾麺） …… 80g
- エリンギ …… 大2本
- むきえび …… 150g
- 玉ねぎ …… 1/4個
- にんにく …… 1片
- A
  - 白ワイン …… 大さじ1
  - 塩、こしょう …… 各少々
- B
  - ホールトマト（缶詰） …… 1/2缶(200g)
  - コンソメスープの素（顆粒） …… 小さじ1/2
- オリーブ油 …… 大さじ1
- 生クリーム …… 50ml
- 塩、こしょう …… 各少々
- パセリ（みじん切り） …… 少々

作り方　20分

1. むきえびは背わたを除き、**A**をもみ込む。エリンギは根元を落として手で細く裂き、玉ねぎとにんにくは薄切りにする。**B**のホールトマトはフォークでつぶしておく。
2. スパゲッティーをゆで、ゆであがる1分前に**1**のエリンギを加え、ザルにあげて水けをきる。
3. フライパンにオリーブ油と**1**のにんにくを入れて弱火で熱し、香りが立ったら玉ねぎを加えて炒める。玉ねぎがしんなりとしたら、**B**を加えて煮立てる。
4. **3**に**1**のえびを加え、えびに火が通ったら生クリームを加えてひと煮立ちさせる。**2**を加えてからめ、塩、こしょうで味を調え、器に盛りパセリを散らす。

本気オフ

お米や麺を他の食材で代用して、より糖質を低く仕上げています。

食べごたえばつぐん
豆腐ライスの肉巻きおにぎり

1人分 糖質 **5.7g** 387kcal

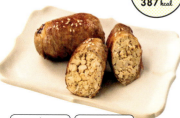

冷蔵 3日 ｜ 甘辛

材料（2人分）
- 木綿豆腐 …… 1丁(300g)
- 豚ロース薄切り肉 …… 4枚(120g)
- 油揚げ …… 2枚
- A ┃ しょうゆ …… 大さじ½
  ┃ 白いりごま …… 小さじ1
- サラダ油 …… 大さじ½
- B ┃ めんつゆ(3倍濃縮) …… 大さじ1½
  ┃ 砂糖 …… 小さじ1

作り方 ⏱ **20分**（+おく時間20分）

1. 木綿豆腐はちぎってザルに入れ、20分おいて水をきる。フライパンに豆腐を入れて中火で熱し、ほぐしながら炒める。豆腐が崩れたらAを加えて混ぜ、水けがなくなるまで炒める。
2. 油揚げは熱湯をかけて油抜きをし、半分に切って袋状に広げて1を等分に詰める。
3. 豚ロース薄切り肉1枚を広げて2を1つのせ、巻く。残り3つも同様にする。
4. フライパンにサラダ油を中火で熱して3の巻き終わりを下にして焼く。転がしながら全体にこんがりと焼き色がついたら、Bを加えて煮からめる。

チーズのコクで大満足
ブロッコリーとツナのチーズリゾット

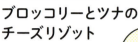
1人分 糖質 **8.5g** 299kcal

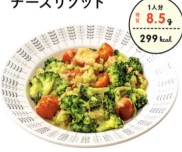

冷蔵 3日 ｜ こっくり

材料（2人分）
- ブロッコリー …… 300g(正味)
- ツナ(油漬け缶詰) …… 小1缶(70g)
- 玉ねぎ …… ¼個
- プチトマト …… 8個
- にんにく(みじん切り) …… 1片分
- オリーブ油 …… 大さじ1
- A ┃ 水 …… 100mℓ
  ┃ コンソメスープの素(顆粒) …… 小さじ1
- ピザ用チーズ …… 40g
- 塩、こしょう …… 各少々

作り方 ⏱ **20分**

1. ブロッコリーは小さめの小房に切ってラップで包み、耐熱容器にのせて電子レンジ（600W）で1分30秒加熱する。ブロッコリーの茎と玉ねぎは粗みじん切りに、プチトマトはヘタを除いて半分に切る。
2. フライパンにオリーブ油とにんにくを入れて弱火で熱し、香りが立ったらブロッコリーの茎、玉ねぎを加えて炒める。
3. しんなりとしたら、Aとツナを缶汁ごと加えて汁けが少なくなるまで中火で煮る。小房にしたブロッコリーとプチトマトを加えて炒め合わせる。
4. ピザ用チーズを加えて混ぜながら溶かし、塩、こしょうで味を調える。

カレーの香りが食欲をそそる
カリフラワーのシーフードピラフ

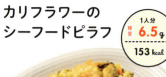
1人分 糖質 **6.5g** 153kcal

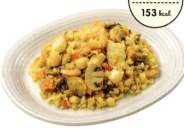

冷蔵 3日 ｜ スパイシー

材料（2人分）
- カリフラワー …… 300g(正味)
- シーフードミックス(冷凍) …… 150g
- マッシュルーム …… 4個
- にんじん …… ¼本
- バター …… 10g
- カレー粉 …… 小さじ½
- 塩 …… 小さじ¼
- こしょう …… 少々

作り方 ⏱ **15分**

1. カリフラワーは茎ごと粗みじん切りに、マッシュルームは薄切り、にんじんは皮をむいて1cm角の色紙切りにする。
2. シーフードミックスは熱湯を回しかけてペーパータオルでしっかりと水けをふき取る。
3. フライパンにバターを入れて弱火で溶かし、1を加えて中火で炒め合わせる。野菜がしんなりとしたら、2を加えてさらに炒める。
4. シーフードに火が通ったらカレー粉を加えて混ぜ、塩、こしょうで味を調える。

糖質オフ主食レシピ

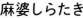

とろっとピリ辛あんかけが刺激的
麻婆しらたき

1人分 糖質 7.2g / 215 kcal

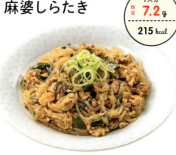

冷蔵 2日 | ピリ辛

材料（2人分）
- しらたき（アク抜き不要のもの）……400g
- 豚ひき肉……………………………100g
- にら……………………………………½束
- 長ねぎ…………………………………10cm
- しょうが、にんにく……………各1片
- ごま油………………………………大さじ1
- 豆板醤………………………………小さじ2
- A［水……………………………200㎖
　　オイスターソース………大さじ1
　　鶏がらスープの素（顆粒）
　　　　　　　　　　………小さじ½］
- 水溶き片栗粉………………………大さじ3
- 長ねぎ（青い部分の小口切り）………適量

作り方　⏱20分
1. しらたきは洗って水けをきり、フライパンでから炒りする。
2. にらは1cm幅に切り、長ねぎ、しょうが、にんにくはみじん切りにする。
3. フライパンにごま油、2のにら以外を入れて弱火で熱し、香りが立ったら中火にして豚ひき肉を加えて炒める。肉に火が通ったら豆板醤を加えてさらに炒める。
4. 1と2のにら、Aを加えて煮立て、水溶き片栗粉を回しかけてとろみをつける。器に盛り、小口切りにした長ねぎをのせる。

シャキシャキタイの焼きそば風
たっぷりもやしのしらたきパッタイ

1人分 糖質 9.6g / 236 kcal

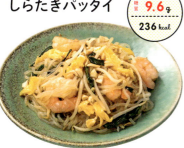

冷蔵 2日 | 甘辛

材料（2人分）
- しらたき（アク抜き不要のもの）……300g
- むきえび………………………8尾(160g)
- 卵………………………………………1個
- にら……………………………………½束
- もやし…………………………………1袋
- にんにく（みじん切り）…………1片分
- ごま油………………………………大さじ1
- A［ナンプラー、オイスターソース、
　　レモン汁、砂糖………各大さじ1］
- ピーナッツ……………………………適量

作り方　⏱20分
1. しらたきは洗って水けをきり、フライパンでから炒りする。むきえびは背わたを除き、にらは4cm長さに切る。
2. フライパンに半量のごま油を熱して、溶きほぐした卵を流し入れ、手早く混ぜる。半熟状になったら取り出す。
3. 同じフライパンに残りのごま油とにんにくを入れて中火で熱し、1のえびを加えて炒める。
4. えびに火が通ったら、にら、もやしを加える。しんなりとしたらAとしらたき、2を加えて炒め合わせる。器に盛り、砕いたピーナッツを散らす。

たっぷりキャベツとおからで栄養満点
キャベツとおからのお好み焼き

1人分 糖質 9.6g / 464 kcal

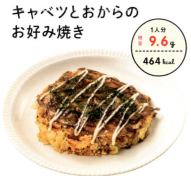

冷蔵 3日 | こっくり
※冷凍OK。3週間

材料（2人分）
- 豚バラ薄切り肉……………4枚(120g)
- キャベツ………………………………3枚
- 紅しょうが……………………………20g
- 桜えび…………………………………5g
- A［おから（生）……………………100g
　　溶き卵………………………2個分
　　だし汁………………………100㎖］
- サラダ油……………………………大さじ1
- ソース（お好み焼き用）…………大さじ2
- マヨネーズ…………………………小さじ1
- 青のり…………………………………少々

作り方　⏱20分
1. 豚バラ薄切り肉は半分長さに切る。キャベツはやや太めのせん切り、紅しょうがは粗みじん切りにする。
2. ボウルにAを入れて混ぜ合わせ、1のキャベツ、紅しょうが、桜えびを加えて混ぜ合わせる。
3. フライパンに半量のサラダ油を熱して2の半量を流し入れ、円形に整える。その上に1の豚肉を4枚並べ、ふたをして中火で4〜5分焼く。上下を返して5分ほど焼く。取り出してもう1枚を同様に焼く。
4. 器に3を盛り、ソース、マヨネーズ、青のりをかける。

メインおかず

鮭

ゆるオフ

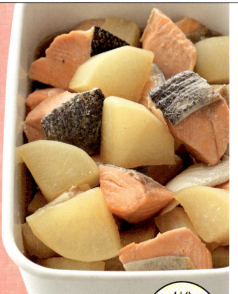

冷蔵 3日 | 冷凍 3週間 | しょうゆ味

1人分 糖質 4.5g / 169kcal

だしの風味がじんわりしみる

鮭と大根の煮もの

材料（4人分）
- 生鮭 …………… 4切れ（400g）
- 大根 …………… 1/4本
- A［ だし汁 …………… 200ml
    しょうゆ、みりん、酒 …… 各大さじ2 ］

作り方 ⏱20分

1. 生鮭は骨を取り除いて4等分に切る。大根は皮をむき、1cm幅のいちょう切りにする。
2. 耐熱容器に1の大根を入れて、水でぬらしたペーパータオルをかぶせる。ふんわりとラップをして、電子レンジ（600W）で4分加熱する。
3. 取り出してペーパータオルをはずし、1の鮭を大根に重ならないように入れてAを加える。ラップをしてさらに10分加熱したら、扉を開けずに粗熱がとれるまで蒸らす。

OFF 糖質オフポイント
砂糖は使わず、みりんの甘みだけであっさりと仕上げて。

本気オフ

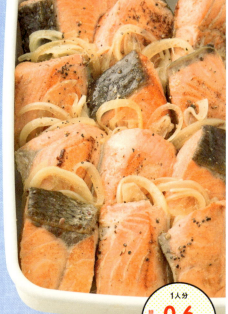

冷蔵 3日 | 冷凍 1か月 | さっぱり

1人分 糖質 0.6g / 156kcal

白ワインでリッチな味わいに

鮭のオニオン漬け焼き

材料（4人分）
- 生鮭 …………… 4切れ（400g）
- 玉ねぎ …………… 1/8個
- A［ 白ワイン、オリーブ油 …… 各大さじ1
    塩 …………… 小さじ1/2
    こしょう …………… 少々 ］

作り方 ⏱15分（＋漬け時間30分）

1. 生鮭は骨を取り除いて3等分に切り、玉ねぎは薄切りにする。
2. ボウルにAを合わせ、1を漬けて、冷蔵庫で30分ほどおく。
3. フライパンを中火で熱し、汁けをきった2を入れて、鮭を両面こんがりと焼く。

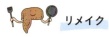 **リメイク**
ピザ用チーズをたっぷりのせて、グラタン風にしても。

糖質が低く、アスタキサンチンが豊富で老化を防ぐ働きがある。
皮にコラーゲンが含まれているので、皮ごと使うのもおすすめ。

100gあたり	
糖質	0.1 g
カロリー	124 kcal

彩り豊かでボリューム満点
サーモンのキッシュ風

材料（4人分）

- 生鮭 ………… 小4切れ（320g）
- ブロッコリー ………… ½株
- プチトマト ………… 8個
- 塩、こしょう、オリーブ油 ………… 各少々
- A
  - 卵 ………… 3個
  - 生クリーム ………… 150ml
  - ピザ用チーズ ………… 50g
  - 塩 ………… 小さじ¼
  - こしょう ………… 少々

作り方 🕐 **40分**

1. 生鮭は皮と骨を除き、ひと口大に切って塩、こしょうをふる。ブロッコリーは小房に分け、フライパンでゆでる。
2. 水けをふいた1のフライパンにオリーブ油を熱し、1の鮭を入れて軽く焼き色をつける。
3. 耐熱容器に2の鮭、ブロッコリー、プチトマト、混ぜ合わせたAを加える。オーブントースターでこんがりと焼き色がつくまで20〜30分焼く。途中焦げそうになったらアルミホイルをかぶせる。

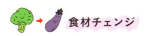
食材チェンジ

生鮭小4切れ（320g）
→生たら4切れ（400g）

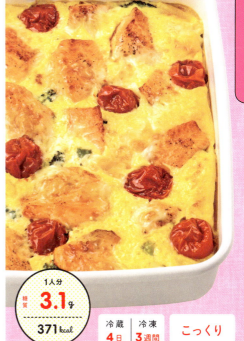

長持ち

1人分
糖質 **3.1 g**
371 kcal

冷蔵 4日 ／ 冷凍 3週間

こっくり

梅とマヨネーズでさっぱりまろやか
鮭の梅マヨネーズ焼き

材料（4人分）

- 生鮭 ………… 小4切れ（320g）
- 塩、ごま油 ………… 各少々
- A
  - マヨネーズ ………… 大さじ5
  - 練り梅 ………… 15g

作り方 🕐 **8分**

1. 生鮭に塩をふる。アルミホイルにごま油を薄く塗り、鮭を並べて、オーブントースターで5分ほど焼き、9割ほど火を通す。
2. 1に合わせたAを塗り、さらに1分ほど香りが立つまで焼く。

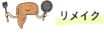
リメイク

粗くほぐし、カリフラワーのみじん切り、少量のごはんなどと炒めてチャーハンに。

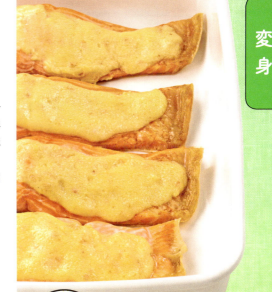

変身

1人分
糖質 **0.9 g**
224 kcal

冷蔵 3日 ／ 冷凍 1か月

甘酸っぱい

メインおかず

あじ

ゆるオフ

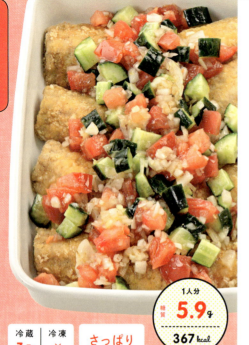

冷蔵 3日 ｜ 冷凍 ×　さっぱり

1人分 糖質 **5.9**g
367 kcal

野菜と酢の効いたさっぱりイタリアン

あじのブルスケッタ風

材料（4人分）
あじ（3枚おろし）…4尾分（320g）
高野豆腐（乾燥）……………2枚
トマト………………………1個
きゅうり……………………1本
玉ねぎ……………………1/4個
A｜オリーブ油………大さじ4
　｜酢………………大さじ2
　｜塩………………小さじ1/4
　｜こしょう………………少々
塩、こしょう……………各少々
小麦粉………………大さじ1 1/2
溶き卵……………………1個分
揚げ油……………………適量

作り方 ⏱ **30分**

1. 高野豆腐はおろし器で細かくすりおろす。
2. トマトは種を除き、きゅうりとともに小角切りにする。玉ねぎはみじん切りにする。ボウルに A を入れて混ぜ、刻んだ野菜を加えて混ぜ合わせる。
3. あじは塩、こしょうをふり、小麦粉をまぶして、溶き卵、1 の順に衣をつける。
4. 180℃の揚げ油で 3 をカラッと揚げて、2 をかける。

本気オフ

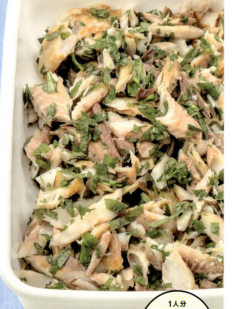

冷蔵 3日 ｜ 冷凍 1か月　塩味

1人分 糖質 **0.7**g
105 kcal

青じそがさわやかな味わい

ほぐし焼きあじ

材料（4人分）
あじの干物…………4枚（400g）
青じそ………………………8枚
A｜酒、みりん……各大さじ1/2
　｜塩………………小さじ1/2

作り方 ⏱ **20分**

1. あじの干物はこんがりと焼いて骨と皮を除き、粗くほぐす。
2. 鍋に A を入れて強火にかけ、沸騰させてアルコールをとばしたら 1 を加えて混ぜる。
3. 2 が冷めたら、粗みじん切りにした青じそを加えて混ぜる。

リメイク
卵焼きの具材に。

栄養バランスのとれた青魚の代表格。
カルシウムが多いので、揚げたり酢漬けにして骨まで食べると◎。

100gあたり
糖質 0.1g
カロリー 112kcal

野菜たっぷりなふわふわさつま揚げ
あじとごぼうのさつま揚げ

長持ち

材料（4人分）
- あじ（3枚おろし）…4尾分（320g）
- ごぼう……………………60g
- にんじん……………………1/3本
- 長ねぎ………………………1/2本
- しょうが（せん切り）………10g
- 片栗粉…………………大さじ2
- A
  - 卵黄………………………1個分
  - 赤唐辛子（みじん切り）…1本分
  - みそ、酒……各大さじ1 1/2
  - しょうゆ…………大さじ1/2
- ごま油、揚げ油………各適量

作り方　⏱20分
1. ごぼうは皮をこそげてささがきにして水にさらし、水けをきる。にんじんは皮ごとせん切り、長ねぎは斜め薄切りにする。
2. ボウルに1としょうがを入れ、片栗粉をまぶしておく。
3. あじは骨と皮を除いて包丁でたたき、Aを加えてさらになめらかになるまでたたく。
4. 2と3を合わせて8等分にし、ごま油を塗った手で円盤形に成形する。180℃の揚げ油できつね色になるまでカラッと揚げる。

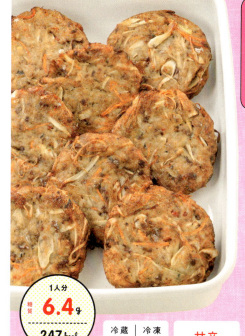

1人分 糖質 6.4g / 247kcal
冷蔵 4日 ／ 冷凍 2週間
甘辛

にんにくの風味でうまみ倍増
あじのバターしょうゆ焼き

変身

材料（4人分）
- あじ………………4尾（600g）
- にんにく（みじん切り）……1片分
- 塩、こしょう……………各少々
- 小麦粉………………………適量
- オリーブ油……………大さじ2
- A
  - バター……………………20g
  - しょうゆ、酒……各大さじ2

作り方　⏱20分
1. あじは内臓を取り除いて洗い、ペーパータオルで水けをふく。塩、こしょうをふって、小麦粉をまぶす。
2. フライパンにオリーブ油とにんにくを入れて弱火にかけ、焼き色がついたら1を入れ、オリーブ油をからめながら弱火で焼く。
3. 焼き色がついたら裏返して1～2分焼き、Aを加え、強火で汁けがなくなるまで焼く。

リメイク
ホールトマト、ブロッコリーなどと煮込んで、ブイヤベースに。

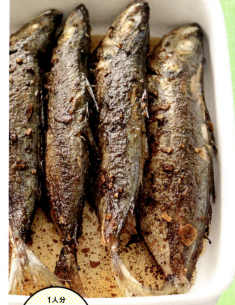

1人分 糖質 2.7g / 193kcal
冷蔵 3日 ／ 冷凍 3週間
こっくり

メインおかず

ぶり

ゆるオフ

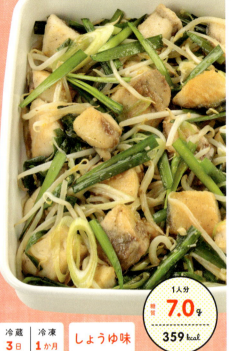

冷蔵 3日 | 冷凍 1か月 | しょうゆ味

1人分 糖質 **7.0**g / 359kcal

野菜のシャキシャキ感をあえて残して
ぶりにら炒め

材料（4人分）
- ぶり…………4切れ（400g）
- にら……………………1束
- 長ねぎ…………………½本
- もやし…………………1袋
- にんにく（みじん切り）……1片分
- 塩、こしょう……………各少々
- サラダ油………………大さじ3
- 小麦粉…………………適量
- A┃酒………………………大さじ3
　　┃しょうゆ………………大さじ1½
　　┃砂糖……………………大さじ½
　　┃鶏がらスープの素（顆粒）
　　┃…………………………小さじ½

作り方 🕐 25分

1. ぶりはひと口大に切り、塩、こしょうをふる。水けをふき取り、小麦粉を薄くまぶす。
2. にらは5cm長さのざく切り、長ねぎは斜め薄切りにする。
3. フライパンに半量のサラダ油を熱し、1を両面こんがり焼いて取り出す。
4. 3のフライパンに残りのサラダ油とにんにくを熱し、香りが立ったら2、もやしを加えて軽く炒める。さらに3をもどし入れてさっと炒め合わせ、Aを加えて味を調える。

本気オフ

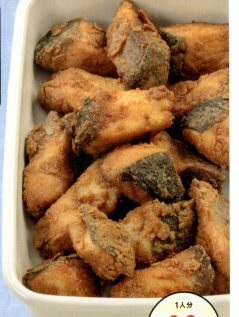

冷蔵 3日 | 冷凍 1か月 | こっくり

1人分 糖質 **1.3**g / 322kcal

きな粉の衣が香ばしい
ぶりの竜田揚げ風

材料（4人分）
- ぶり…………4切れ（400g）
- A┃酒、しょうゆ
　　┃…………………各大さじ1½
　　┃しょうが（すりおろし）、
　　┃にんにく（すりおろし）
　　┃…………………………各1片分
- きな粉…………………大さじ4
- 揚げ油…………………適量

作り方 🕐 20分（＋漬け時間10分）

1. ぶりは2cm幅に切り、Aに漬けて10分ほどおく。
2. 1の汁けをふき、きな粉をまぶして180℃の揚げ油でカラッと揚げる。

OFF 糖質オフポイント
小麦粉や片栗粉に比べて糖質の低いきな粉を衣に使うと、風味も出てよりおいしい。

DHAやEPAが含まれており、中性脂肪やコレステロールを低下する働きをもつ。下味をしっかりつけて、独特な臭みやパサつきを防いで。

100gあたり	
糖質	0.3 g
カロリー	222 kcal

長持ち

ほんのり甘い酒粕の風味がよくしみる
ぶりと根菜の粕煮

材料（4人分）
- ぶり……………4切れ（400g）
- 大根………………………100g
- にんじん……………………70g
- こんにゃく（黒／アク抜き不要のもの）
  ……………………………100g
- だし汁……………………350ml
- 酒粕…………………………40g
- みそ……………………大さじ1½
- 塩………………………ふたつまみ

作り方 🕐 25分

1. ぶりはひと口大に切り、ザルに並べて熱湯をかける。
2. 大根は皮をむいて7〜8mm幅、にんじんは皮をむいて5〜6mm幅のいちょう切りにする。こんにゃくは乱切りにする。
3. 鍋にだし汁、2を入れて煮立て、1を加えてアクをとり、落としぶたをして野菜がやわらかくなるまで煮る。
4. 細かくちぎった酒粕とみそを煮汁で溶き、3に加えて少し煮て、塩で味を調える。

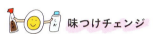
味つけチェンジ

みそ大さじ1½
→白みそ大さじ1½でやさしい味わいに。

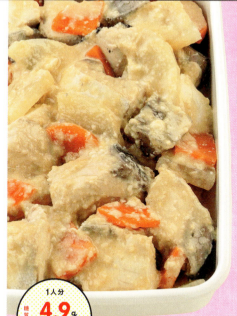

1人分
糖質 **4.9** g
266 kcal

冷蔵 4日 | 冷凍 1か月 | みそ味

変身

表面がカリっと中はしっとりやわらかい
ぶりのしょうが照り焼き

材料（4人分）
- ぶり……………4切れ（400g）
- 塩……………………………少々
- 片栗粉………………………適量
- ごま油……………………大さじ1
- 水…………………………大さじ2
- A
  - 砂糖、しょうゆ、酒……各大さじ2
  - しょうがの搾り汁…大さじ1

作り方 🕐 15分

1. ぶりは1切れを3等分に切る。塩をふって片栗粉を薄くまぶす。
2. フライパンにごま油を強火で熱し、1を両面こんがりと焼く。
3. 余分な油をふき取り、水を加えてふたをして、1〜2分ほど弱火で蒸し焼きにする。
4. 3に合わせたAを加えて、照りが出るまで煮からめる。

リメイク

玉ねぎやピーマン、にんじんと合わせてすし酢にからめ、即席南蛮漬けに。

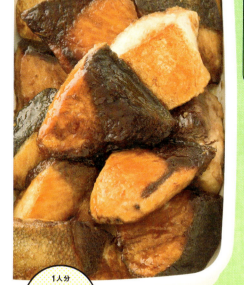

1人分
糖質 **9.4** g
299 kcal

冷蔵 4日 | 冷凍 1か月 | 甘辛

メインおかず

たら

ゆるオフ

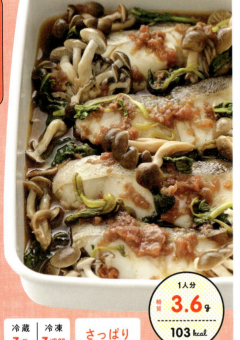

冷蔵3日 | 冷凍3週間 | さっぱり

1人分 糖質 **3.6g** / 103kcal

梅とポン酢の酸味でさっぱり

たらのレンチンポン酢蒸し

材料（4人分）

- 生たら……………4切れ（400g）
- ほうれん草……………½束
- しめじ……………1パック
- 塩……………少々
- A［ポン酢しょうゆ……90ml
  　練り梅……………大さじ2］

作り方 🕐 15分（＋おく時間10分）

1. 生たらは塩をふって10分ほどおき、ペーパータオルで水けをふき取る。
2. ほうれん草は4〜5cm長さに切り、しめじは石づきを落としてほぐす。
3. 耐熱容器にほうれん草を広げ入れ、**1**、しめじをのせる。混ぜ合わせた**A**をかけ、ふんわりとラップをして電子レンジ（600W）で7〜8分加熱する。

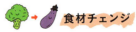 食材チェンジ

ほうれん草½束→玉ねぎ1個

本気オフ

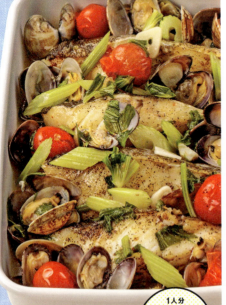

冷蔵3日 | 冷凍2週間 | 塩味

1人分 糖質 **2.0g** / 128kcal

おもてなし料理にもぴったり

たらのアクアパッツァ

材料（4人分）

- 生たら……………4切れ（400g）
- あさり……………200g
- プチトマト……………8個
- セロリ……………½本
- にんにく（薄切り）……1片分
- 塩、こしょう……各少々
- オリーブ油……大さじ1
- 白ワイン……大さじ4
- 湯……………150ml

作り方 🕐 20分（＋おく時間5分）

1. 生たらに塩、こしょうをふって5分ほどおき、ペーパータオルで水けをふく。
2. あさりは砂出しして、殻をこすり合わせてよく洗う。
3. プチトマトはヘタを除く。セロリは1cm幅の斜め切りにし、葉はざく切りにする。
4. フライパンにオリーブ油を強火で熱し、**1**を並べて両面に焼き色をつける。
5. **2**、**3**、にんにく、白ワイン、湯を入れ、沸騰したらふたをして3分煮込む。

OFF 糖質オフポイント

糖質が低いにんにくやセロリを使って味わい深く。トマトを減らせば、さらに糖質オフに。

68

ほぼ糖質ゼロ、低脂肪。
ビタミンDが多く、カルシウムの吸収を助ける働きがある。
あっさりした味わいなので、野菜や調味料でうまみを補って。

魚類の中でも特に糖質もカロリーも低い

100gあたり
糖質 0.1g
カロリー 72kcal

マヨネーズでコクをプラス
たらのみそマヨ七味焼き

長持ち

材料（4人分）
生たら……4切れ（400g）
塩……少々
A ┌ マヨネーズ、みそ……各大さじ3
　├ みりん……小さじ1
　└ 七味唐辛子……小さじ½

作り方　⏱ 25分（＋おく時間5分）
1 生たらは皮を除いて半分に切る。塩をふって5分ほどおき、ペーパータオルで水けをふく。
2 オーブンシートを敷いた天板に1を並べ、表面にAを塗る。
3 200℃に予熱したオーブンで12〜15分ほど焼く。

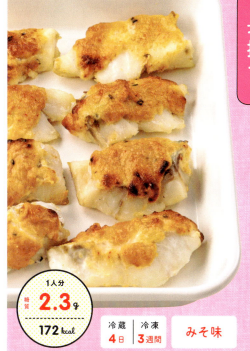

 味つけチェンジ

七味唐辛子小さじ½
→小ねぎ（小口切り）5gで、子どもでも食べやすく。

1人分
糖質 2.3g
172kcal

冷蔵 4日 ｜ 冷凍 3週間　みそ味

とろみあんでおなかも満足
たらの野菜あん

変身

材料（4人分）
生たら……4切れ（400g）
しいたけ……2枚
にんじん……¼本
さやえんどう……4枚
塩、こしょう……各少々
片栗粉……適量
サラダ油……大さじ1½
A ┌ だし汁……100mℓ
　├ しょうゆ、みりん……各大さじ1½
　└ 酒……大さじ1
B ┌ 水……大さじ1½
　└ 片栗粉……小さじ2

作り方　⏱ 20分
1 生たらは半分に切り、塩、こしょうをふって片栗粉を薄くまぶす。しいたけは薄切り、にんじん、さやえんどうはせん切りにする。
2 フライパンにサラダ油を中火で熱し、1のたらを両面焼いて中まで火を通す。
3 鍋にAを入れて熱し、1の野菜を入れて中火で3分ほど煮る。合わせたBを加えてかきまぜとろみをつけ、2にかける。

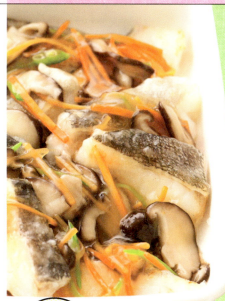

1人分
糖質 8.2g
165kcal

冷蔵 3日 ｜ 冷凍 1か月　しょうゆ味

メインおかず

めかじき

ゆるオフ

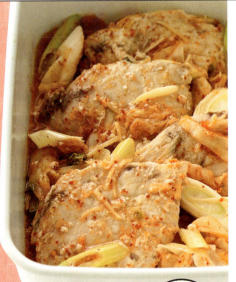

冷蔵3日 | 冷凍3週間　ピリ辛

1人分 糖質 **2.4**g　220kcal

キムチのピリ辛が中までしみる
めかじきのキムチ蒸し

材料（4人分）
めかじき ………… 4切れ（400g）
長ねぎ ……………………… 1本
しょうが（せん切り）……… 1片分
白菜キムチ ………………… 150g
塩、こしょう …………… 各少々
酒、ごま油 ………… 各大さじ2

作り方 ⏱15分
1. めかじきは塩、こしょうをふる。
2. 長ねぎは、1cm幅の斜め切りにする。
3. 耐熱容器に1を並べ入れて、2、白菜キムチをのせ、酒、ごま油をかける。ふんわりとラップをして、電子レンジ（600W）で5分加熱する。扉を開けずに粗熱がとれるまで蒸らす。

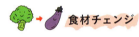
食材チェンジ
長ねぎ1本→豆苗1パック

本気オフ

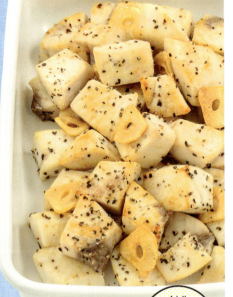

冷蔵3日 | 冷凍3週間　スパイシー

1人分 糖質 **0.2**g　169kcal

黒こしょうで味が締まる
めかじきのガーリックステーキ

材料（4人分）
めかじき ………… 4切れ（400g）
にんにく（薄切り）………… 1片分
塩 ………………………… 小さじ½
オリーブ油 ……………… 大さじ1
粗びき黒こしょう ………… 適量

作り方 ⏱15分（+おく時間10分）
1. めかじきは2cm角に切り、塩をふって10分ほどおいて、水けをふく。
2. フライパンにオリーブ油を熱し、にんにくを中火でカリカリになるまで炒めて取り出す。
3. 1のめかじきを中火で両面こんがりと焼いて、粗びき黒こしょうをしっかりふる。2のにんにくをのせ、さらに粗びき黒こしょうをふる。

OFF 糖質オフポイント
にんにくで風味をしっかりつけて、余計な調味料を使わず味わい深く。

むくみ予防によいカリウムが多く含まれる。
身がしっかりしていて骨もないので、切らずにそのまま使って食べごたえアップ。

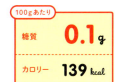

100gあたり
糖質 0.1g
カロリー 139kcal

ワインのおつまみにもぴったり
めかじきの生ハムロースト

材料（4人分）
- めかじき ……… 4切れ（400g）
- 生ハム ………… 小12枚
- こしょう ……… 少々
- A ┌ 粉チーズ、パン粉 …… 各大さじ2
　　└ パセリ（乾燥）…… 小さじ1

作り方　⏱20分

1. めかじきはこしょうをふりかける。バットにAを入れて混ぜ、めかじきにまぶす。
2. 生ハムは3枚を少し重ねて広げ、1に巻きつけて手で整える。同様にあと3つ作る。
3. 天板にオーブンシートを敷き、2の巻き終わりを下にして並べる。
4. 残りのAをふりかけ、200℃に予熱したオーブンで13分ほど焼く。

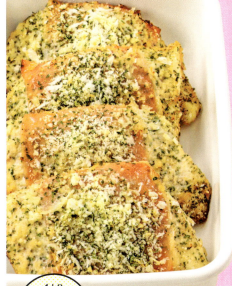

長持ち

1人分
糖質 1.6g
196kcal
冷蔵 4日 ／ 冷凍 2週間
塩味

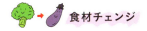 食材チェンジ

パセリ（乾燥）小さじ1
→バジル（乾燥）小さじ1

たっぷりのごまで香ばしく
めかじきのごま焼き

材料（4人分）
- めかじき ……… 4切れ（400g）
- 酒 ……………… 大さじ2
- 塩 ……………… 少々
- A ┌ 白いりごま …… 大さじ4
　　└ 黒いりごま …… 大さじ1
- ごま油 ………… 大さじ1

作り方　⏱10分（＋おく時間10分）

1. めかじきは半分に切り、酒、塩をふりかけて10分ほどおく。
2. 1の水けをふき取り、Aを全体にまぶす。
3. フライパンにごま油を熱し、2を中火で両面こんがりと焼く。

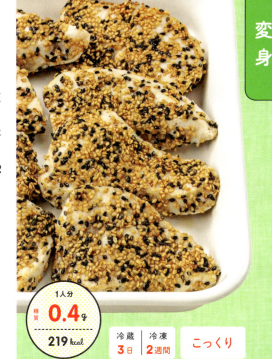

変身

1人分
糖質 0.4g
219kcal
冷蔵 3日 ／ 冷凍 2週間
こっくり

リメイク

アスパラガス、パプリカなどの野菜とバターしょうゆで炒めても。

71

メインおかず

さんま

ゆるオフ

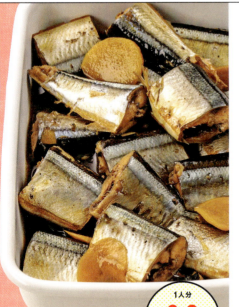

冷蔵 3日 ｜ 冷凍 ×
甘辛
1人分 糖質 3.8g
324kcal

さんまの脂が上品な風味に
さんまのしょうが煮

材料（4人分）

- さんま ……………… 4尾（600g）
- しょうが（薄切り）……… 3片分
- 塩 ………………………… 少々
- A
  - 水 ………………… 200mℓ
  - しょうゆ ………… 大さじ3
  - 酒、みりん ……… 各大さじ2
  - 砂糖 ……………… 小さじ1

作り方 ⏱20分（+おく時間5分）

1. さんまは頭と尾と内臓を除き、よく洗って水けをふき取り、食べやすく筒切りにする。塩をふって5分ほどおいたら、さらに水けをふく。
2. 鍋にAとしょうがを入れて煮立て、1を加えて落としぶたをし、15分ほど煮る。

OFF 糖質オフポイント

糖質量の高いみりん、砂糖、酒を控えめにして、代わりにしょうがで風味よく仕上げる。

本気オフ

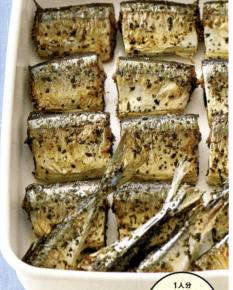

冷蔵 3日 ｜ 冷凍 3週間
塩味
1人分 糖質 0.4g
308kcal

洋風のいつもと違った味わい
さんまのハーブソルト焼き

材料（4人分）

- さんま ……………… 4尾（600g）
- A
  - 塩、バジル（乾燥）
    ………………… 各小さじ1
- オリーブ油 …………… 大さじ1

作り方 ⏱15分

1. さんまは頭と内臓を除き、よく洗って水けをふき取り、4等分の筒切りにする。
2. Aを合わせ、1の両面にまんべんなくふる。
3. フライパンにオリーブ油を中火で熱し、2を入れ、余分な油をふき取りながら焼く。焼き色がついたら弱火にして、さらに3～5分ほど焼く。
4. 3を裏返して同様に焼く。

OFF 糖質オフポイント

糖質ゼロのバジルを使って、さんまの臭みを抑える。

旬の時期の脂がのったさんまは、コレステロールを低下させるEPAが豊富。骨の形成を促すビタミンDも多く含まれているので、じっくり調理して骨ごと食べて。

100gあたり
糖質 **0.1**g
カロリー **287**kcal

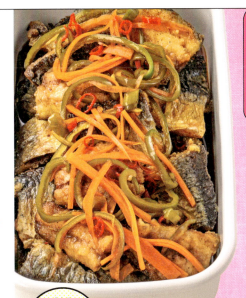

長持ち

飽きのこない定番のおいしさ
さんまの南蛮漬け

材料（4人分）
- さんま……………4尾(600g)
- にんじん……………1/3本
- ピーマン……………2個
- 塩、こしょう、小麦粉… 各適量
- A
  - 赤唐辛子(小口切り)…2本分
  - 酢、しょうゆ………各70㎖
  - みりん、だし汁……各大さじ1½
  - 砂糖……………小さじ1
- 揚げ油………………適量

作り方 ⏱ **25**分

1. さんまは3枚におろしてからひと口大に切り、塩、こしょうをふり、小麦粉をまぶす。
2. 皮をむいたにんじんと、ヘタと種を除いたピーマンは、細切りにする。
3. 小鍋にAを入れ、沸騰したら2を加えてひと煮立ちさせる。
4. 1を170℃の揚げ油でカラッと揚げ、熱いうちに3に漬ける。

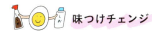 味つけチェンジ

米酢70㎖
→りんご酢70㎖でフルーティーに。

1人分
糖質 **9.6**g
413kcal

冷蔵 4日 | 冷凍 ×

甘酸っぱい

変身

ピリッと辛いゆずこしょうがアクセント
さんまのゆずこしょうロール

材料（4人分）
- さんま……………4尾(600g)
- 塩、こしょう…………各少々
- A
  - ゆずこしょう………大さじ1
  - 酒、白いりごま…各小さじ1
- 小麦粉…………………適量
- サラダ油………………小さじ2
- 酒………………………大さじ2

作り方 ⏱ **20**分

1. さんまは3枚におろして塩、こしょうをふり、Aを身側の全面に塗る。
2. 1に小麦粉を薄くまぶし、頭側から巻いてつま楊枝でとめる。
3. フライパンにサラダ油を熱し、2を並べ入れて、側面に焼き色をつける。酒を加えてふたをし、弱めの中火で5分ほど蒸し焼きにする。

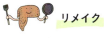 リメイク

刻んだねぎ、すりおろししょうがを、ポン酢しょうゆを混ぜ合わせてかける。

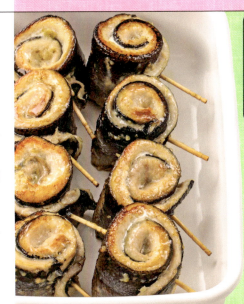

1人分
糖質 **4.1**g
329kcal

冷蔵 3日 | 冷凍 2週間

ピリ辛

メインおかず

さば（生・塩）

ゆるオフ

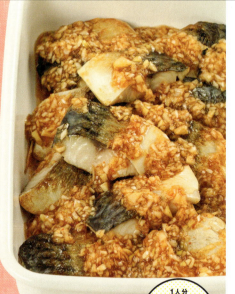

冷蔵 3日 ／ 冷凍 3週間 ／ ピリ辛

1人分 糖質 **1.3**g / **353**kcal

キムチとレモンの新鮮な味わい

塩さばのピリ辛ねぎソース

材料（4人分）

- 塩さば（半身）……… 3枚（450g）
- 長ねぎ …………………… 1/2本
- サラダ油 ………………… 小さじ2
- A
  - キムチの素、ごま油 ………… 各大さじ1
  - しょうゆ ………… 小さじ2
  - レモン汁 ………… 小さじ1

作り方 ⏱ 15分

1. 塩さばは1枚を4〜5等分に食べやすく切る。
2. フライパンにサラダ油を中火で熱し、1を両面こんがりと焼く。
3. 長ねぎはみじん切りにしてAとよく混ぜ合わせ、2にかける。

OFF 糖質オフポイント

糖質の少ないレモン汁で酸味を加え、味を引き締める。

本気オフ

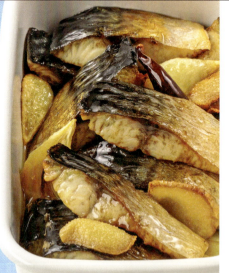

冷蔵 3日 ／ 冷凍 1か月 ／ 塩味

1人分 糖質 **0.5**g / **506**kcal

外はカリッ、中はしっとりジューシー

さばのコンフィ

材料（4人分）

- 塩さば（半身）……… 3枚（450g）
- にんにく ………………… 2片
- しょうが ………………… 1/2片
- 赤唐辛子（種を除く）……… 1本
- オリーブ油 ……………… 100mℓ

作り方 ⏱ 10分

1. 塩さばは3cm幅に切る。にんにくは縦半分に切り、しょうがは薄切りにする。
2. フライパンにオリーブ油、1のにんにく、しょうが、赤唐辛子を入れて弱火にかける。香りが立ったらさばを皮目から入れ、こんがりと焼き色がついたら上下を返す。ふたをして5〜6分ほど煮る。

OFF 糖質オフポイント

油で煮て香味野菜で風味をつけるので、余計な味つけなしでおいしい。

脂質がたっぷりで、中性脂肪やコレステロールを減らすDHAやEPAが豊富。煮込むことで栄養がキープされ、うまみもアップするのでおすすめ。

100gあたり	
生さば 糖質 0.3g カロリー 211kcal	塩さば 糖質 0.1g カロリー 263kcal

コクうまなのにさわやかな風味
さばのレモンチーズ焼き

長持ち

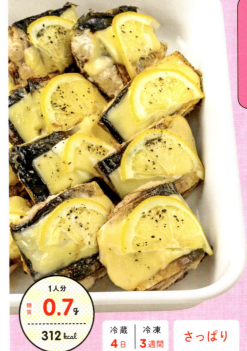

材料（4人分）
- 生さば(半身) ……… 3枚(450g)
- スライスチーズ ……… 4枚
- レモン ……… ½個
- 塩 ……… 小さじ½
- オリーブ油 ……… 大さじ½
- 粗びき黒こしょう ……… 少々

作り方 🕙10分
1. 生さばは半身1枚を4等分に切り、塩をふる。スライスチーズは縦3等分に切る。レモンは薄い半月切りにする。
2. フライパンにオリーブ油を熱し、さばを身側から焼く。焼き色がついたら裏返して皮目にも焼き色をつけ、再び裏返して8割ほど火を通す。
3. スライスチーズ、レモンをのせてふたをし、チーズが溶けるまで蒸し焼きにして、粗びき黒こしょうをふる。

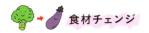 食材チェンジ

レモン½個→青じそ6枚

1人分 糖質 **0.7**g / 312kcal

冷蔵 4日 | 冷凍 3週間 | **さっぱり**

トマトがしみ込んで冷めてもおいしい
さばのトマト煮

変身

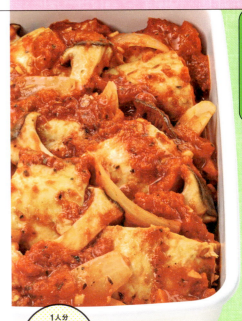

材料（4人分）
- 塩さば(半身) ……… 3枚(450g)
- 玉ねぎ ……… ½個
- エリンギ ……… 2本
- オリーブ油 ……… 大さじ2
- A
  - ホールトマト(缶詰) ……… 1缶(400g)
  - にんにく(みじん切り) ……… 1片分
  - バジル(乾燥) ……… 小さじ½
  - 塩、こしょう ……… 各少々

作り方 🕙15分
1. 塩さばは4等分、玉ねぎはくし形に切る。エリンギは縦4等分に裂く。
2. 耐熱容器にさばを入れて、オリーブ油をかける。ラップをせずに電子レンジ(600W)で3分加熱する。
3. 取り出して1の玉ねぎ、エリンギ、合わせたAを加える。ふんわりとラップをしてさらに4～5分加熱し、扉を開けずに粗熱がとれるまで蒸らす。

リメイク

キャベツやブロッコリーとコンソメスープで煮込んで、トマトスープに。

1人分 糖質 **6.7**g / 394kcal

冷蔵 4日 | 冷凍 2週間 | **こっくり**

メインおかず

いか

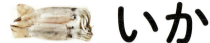

ゆるオフ

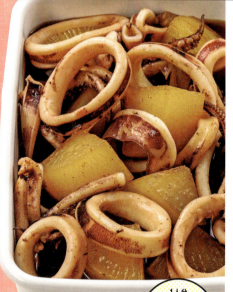

冷蔵 3日 ｜ 冷凍 3週間　しょうゆ味
1人分 糖質 **3.7**g　**109**kcal

いかのうまみがシンプルにおいしい
いかと大根の煮もの

材料（4人分）
するめいか……………2杯(500g)
大根……………………200g
A｜ だし汁……………300mℓ
　｜ しょうゆ…………大さじ3
　｜ 酒…………………大さじ2
　｜ みりん……………大さじ1½

作り方　⏱20分
1 するめいかは内臓を除いて洗い、胴は1cm幅の輪切り、足は食べやすく切る。大根は皮をむいて2cm幅のいちょう切りにして、5分ほど下ゆでする。
2 鍋に **A**、**1** の大根を入れて火にかけ、沸騰したら中火で10分ほど煮る。いかを加え、弱火で5分ほど煮る。

OFF 糖質オフポイント
甘みを少なくしてあっさりめの味つけにし、いかのうまみを引き立てる。

本気オフ

冷蔵 3日 ｜ 冷凍 3週間　ピリ辛
1人分 糖質 **0.3**g　**110**kcal

バターしょうゆとにんにくの香りが食欲そそる
いかのピリ辛にんにくバター焼き

材料（4人分）
するめいか……………2杯(500g)
にんにく(薄切り)………1片分
バター…………………20g
しょうゆ………………大さじ1½
七味唐辛子……………少々

作り方　⏱10分
1 するめいかは内臓を除いて洗い、胴に1cm幅に切り込みを入れ、足は食べやすく切る。
2 フライパンにバターを中火で溶かし、**1**、にんにくを入れて、いかを両面こんがりと焼く。
3 **2** にしょうゆを加えてからめ、七味唐辛子をふる。

OFF 糖質オフポイント
調味料は糖質の多いみりんは使わず、バターで照りを出す。

糖質、カロリーともに低い。
疲労回復やストレス軽減に効果的なタウリンが含まれている。
弾力がある食感で噛みごたえがあり、満足感も得られやすい。

100gあたり	
糖質	0.1 g
カロリー	76 kcal

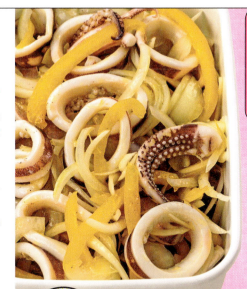

レモン風味のマリネ液に漬け込んで
いかと野菜のマリネ

材料（4人分）
- するめいか ……… 2杯（500g）
- 玉ねぎ …………… ½個
- パプリカ（黄）…… ½個
- A
  - オリーブ油 …… 100㎖
  - 酢、レモン汁 … 各大さじ2
  - 塩 …………… 小さじ1
  - こしょう ……… 少々

作り方 ⏱15分（＋漬け時間30分）

1. するめいかは内臓を除いて洗い、胴は1cm幅の輪切り、足は食べやすく切る。熱湯にくぐらせて水けをきる。
2. 玉ねぎは薄切り、パプリカはヘタと種を除いて細切りにする。
3. Aを合わせ、1、2をあえて30分ほど漬ける。

長持ち

1人分 糖質 3.1g / 287kcal
冷蔵 4日 / 冷凍 3週間
さっぱり

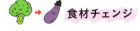 食材チェンジ
玉ねぎ½個→セロリ½本

オイスターソースでこっくりと
いかとブロッコリーの中華炒め

材料（4人分）
- するめいか（胴のみ）……2杯分
- ブロッコリー ………… 1株
- にんにく（みじん切り）… 1片分
- ごま油 ……………… 大さじ1
- A
  - オイスターソース … 大さじ2
  - 酒 ………………… 小さじ2

作り方 ⏱20分

1. するめいかは皮をむき、胴を切り開いて格子状に斜めに切り込みを入れ、3×4cm大の長方形に切り分ける。
2. ブロッコリーは小房に分け、熱湯でさっとゆでる。
3. フライパンにごま油とにんにくを入れて中火にかける。香りが立ったら1、2のブロッコリーを加えてさっと炒め、さらにAを加えて炒め合わせる。

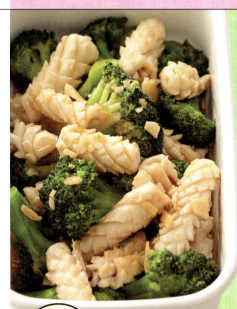

変身

1人分 糖質 3.0g / 94kcal
冷蔵 3日 / 冷凍 3週間
こっくり

リメイク
豚こま切れ肉とえのき、少量の焼きそば麺と炒め合わせて糖質オフ焼きそばに。

メインおかず

えび（バナメイえび・ブラックタイガー）

ゆるオフ

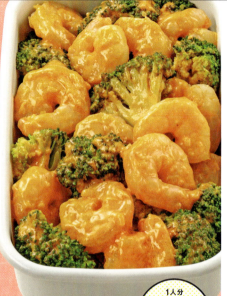

冷蔵 3日 ｜ 冷凍 2週間　こっくり

1人分 糖質 **4.8g** / 211kcal

お手軽だけど本格派
かんたんえびマヨ

材料（4人分）
バナメイえび（むき） …………… 20尾（400g）
ブロッコリー …………… ½株
にんにく（みじん切り）、しょうが（みじん切り） …………… 各1片分
塩、酒 …………… 各少々
片栗粉、サラダ油 … 各大さじ1
A ┌ マヨネーズ ……… 大さじ3
　├ ケチャップ …… 大さじ1½
　├ 酒 ……………… 大さじ1
　└ しょうゆ ……… 小さじ½

作り方 🕐 15分

1. バナメイえびは塩、酒をもみ込み、汁けをふいて片栗粉をまぶす。ブロッコリーはさっとゆでてザルにあげ、小房に分ける。
2. フライパンにサラダ油、にんにく、しょうがを入れて弱火にかけ、香りが立ったら**1**を加えて炒める。
3. 混ぜ合わせた**A**を加えて炒め合わせる。

本気オフ

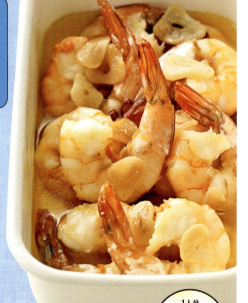

冷蔵 4日 ｜ 冷凍 3週間　ピリ辛

1人分 糖質 **0.7g** / 262kcal

にんにくオイルでアヒージョ風に
えびのオイル煮

材料（4人分）
バナメイえび（殻つき） …………… 12尾（240g）
にんにく（薄切り） ……… 3片分
塩 …………………………… 適量
オリーブ油 ……………… 100mℓ
赤唐辛子（小口切り） …… 1本分

作り方 🕐 15分

1. バナメイえびは尾を残して殻と背わたを取り除き、水けをふいて塩少々をふる。
2. 小さめのフライパンにオリーブ油、にんにく、赤唐辛子を入れて中火にかける。
3. 油が軽く煮立ったら、**1**のえび、塩小さじ¼を加え、フライパンをゆすりながら、弱めの中火でえびに火を通す。

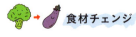 **食材チェンジ**
バナメイえび（殻つき）12尾（240g）
→かき（加熱用）12個（240g）

プリプリ食感と甘みがおいしい。
殻ごと使うと、カルシウムが豊富にとれる。
塩や酒、片栗粉をもみ込むと、臭みがとれる。

100gあたり	バナメイえび	ブラックタイガー
糖質	0.6g	0.3g
カロリー	82kcal	77kcal

塩昆布の塩けとうまみがおいしい
えびとアスパラの塩昆布炒め

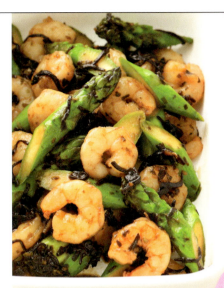

材料（4人分）
- バナメイえび（むき）……16尾（300g）
- グリーンアスパラガス……6本
- しょうが（みじん切り）……1片分
- サラダ油……大さじ1
- A
  - 塩昆布……25g
  - 酒……大さじ1

作り方 ⏱10分
1. グリーンアスパラガスは根元のかたい部分とはかまを除いて斜め切りにし、塩ゆでする。
2. フライパンにサラダ油を入れて中火で熱し、しょうがを入れて炒める。香りが立ったらバナメイえびを加えて1分ほど炒める。
3. 1、Aを加えて強火で炒め合わせる。

長持ち

1人分 糖質 2.7g / 110kcal
冷蔵 4日 / 冷凍 3週間
塩味

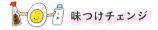 **味つけチェンジ**
塩昆布25g
→塩少々、ゆずこしょう小さじ1でピリ辛に。

えびの風味と食感がそのまま味わえる
えびのうま煮

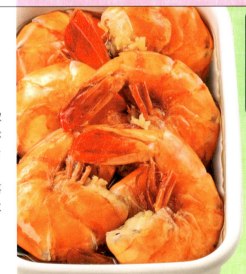

材料（4人分）
- ブラックタイガー（殻つき）……12尾（240g）
- 塩、片栗粉……各少々
- A
  - だし汁……300ml
  - しょうゆ……大さじ1½
  - 酒、みりん……各大さじ1

作り方 ⏱15分
1. ブラックタイガーは背わたを取り除く。塩をふり、片栗粉をまぶしてもみ、水洗いをして水けをふく。
2. 鍋にAを煮立て、1を入れて落としぶたをして4〜5分煮る。火を止めたら、そのまま冷ます。

変身

1人分 糖質 2.0g / 61kcal
冷蔵 3日 / 冷凍 3週間
しょうゆ味

 リメイク

にんにくのみじん切りとともに殻ごとバターで炒め、ガーリックシュリンプ風に。

メインおかず

ゆでだこ

ゆるオフ

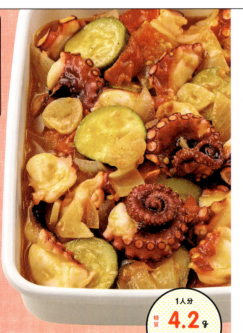

冷蔵 3日 | 冷凍 1か月 | こっくり

1人分 糖質 4.2g / 149kcal

トマトの酸味とたこのうまみがよく合う
たこのラタトゥイユ

材料（4人分）
- ゆでだこ……………………300g
- ズッキーニ……………………1本
- 玉ねぎ………………………½個
- トマト…………………………1個
- にんにく（薄切り）………1片分
- オリーブ油………………大さじ2
- 塩…………………………小さじ¼
- こしょう………………………少々

作り方 ⏱15分
1. ゆでだこはそぎ切り、ズッキーニは輪切り、玉ねぎ、ヘタを除いたトマトはひと口大に切る。
2. 鍋にオリーブ油、にんにくを入れて弱火にかけ、香りが立ったら1の野菜、塩、こしょうを加えて炒め、ふたをして弱火で5分ほど煮る。
3. 水分が出てきたら1のたこを加え、2～3分煮る。

OFF 糖質オフポイント
たこの食感を残し、糖質が少ないズッキーニを使って食べごたえよく。

本気オフ

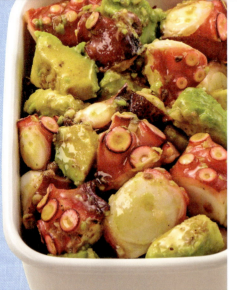

冷蔵 3日 | 冷凍 × | 塩味

1人分 糖質 0.6g / 246kcal

プリッとしたたことアボカドのとろける食感
たことアボカドのアンチョビーソテー

材料（4人分）
- ゆでだこ……………………300g
- アボカド………………………1個
- アンチョビー…………………4枚
- にんにく（みじん切り）……1片分
- オリーブ油………………大さじ4
- A ┌ レモン汁…………大さじ1
  └ 塩、こしょう………各少々

作り方 ⏱10分
1. ゆでだこ、アボカドはひと口大に切り、アンチョビーはみじん切りにする。
2. フライパンにオリーブ油、にんにく、アンチョビーを入れて弱火にかける。
3. 香りが立ったら1のたことアボカド、Aを入れて炒め合わせる。

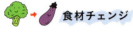 **食材チェンジ**
アボカド1個→トマト1個

ビタミンEやB₂が多く、肌のハリやツヤに不可欠なコラーゲンも豊富。
ゆっくりと加熱することでかたくなりにくく、ほどよい弾力がキープできる。

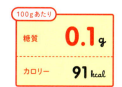

100gあたり
糖質 0.1g
カロリー 91kcal

しょうがが効いたしっかり味
たこのやわらか煮

長持ち

材料（4人分）
- ゆでだこ …………… 400g
- しょうが（せん切り）…… 1片分
- A
  - だし汁 ………… 200㎖
  - しょうゆ ……… 大さじ4
  - 酒、砂糖 ……… 各大さじ2

作り方 ⏱15分
1. ゆでだこは大きめのひと口大に切って隠し包丁を入れる。
2. 鍋にA、しょうがを煮立て、たこを加えて落としぶたをして弱火で10分ほど煮る。

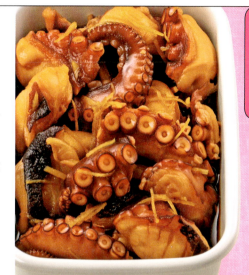

1人分
糖質 5.3g
132kcal

冷蔵 4日 ／ 冷凍 1か月　しょうゆ味

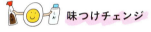
味つけチェンジ

A→梅干し2個、酒大さじ2、しょうゆ大さじ½、だし汁200㎖でさっぱりと。

カレー風味でお酒にもぴったり
たこのスパイシー揚げ

変身

材料（4人分）
- ゆでだこ …………… 400g
- A
  - しょうゆ、みりん、酒 …… 各大さじ1
  - おろしにんにく …… 小さじ1
- B
  - 片栗粉 ………… 大さじ4
  - カレー粉 ……… 小さじ1
- 揚げ油 ………………… 適量

作り方 ⏱15分（＋おく時間10分）
1. ゆでだこはひと口大に切って、Aに漬け、10分ほどおいてから汁けをふく。
2. 1に合わせたBをまぶし、180℃の揚げ油でさっと揚げる。

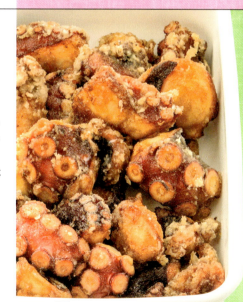

1人分
糖質 9.1g
188kcal

冷蔵 3日 ／ 冷凍 1か月　スパイシー

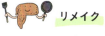
リメイク

オクラやなす、ズッキーニと塩、こしょうで炒め合わせても。

メインおかず

あさり

ゆるオフ

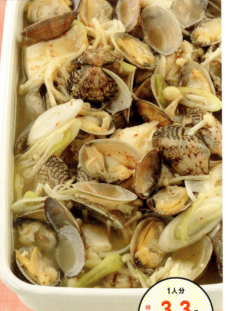

冷蔵 3日 | 冷凍 2週間 | ピリ辛

1人分 糖質 3.3g / 76kcal

あさりのうまみが豆腐にしみる
あさりのチゲ

材料（4人分）
- あさり（殻つき）……… 500g
- 絹ごし豆腐……… ½丁
- 長ねぎ……… 1本
- えのきだけ……… 1パック
- 水……… 300ml
- みそ……… 大さじ3
- A [しょうゆ、粉唐辛子 ……… 各小さじ½]

作り方 🕐 15分
1. あさりは砂出しして、殻をこすり合わせてよく洗う。
2. 長ねぎは斜め薄切り、えのきだけは石づきを落として半分の長さに切る。
3. 鍋に水と1を入れて火にかけ、沸騰して殻が開いたらみそを溶き入れる。絹ごし豆腐をスプーンですくいながら加える。
4. 3にAを加えてひと煮立ちしたら、2を加える。野菜に火が通り、豆腐に味がしみたら火を止める。

OFF 糖質オフポイント
たんぱく質豊富なあさりと豆腐に野菜がたっぷり。炭水化物なしでも満腹に。

本気オフ

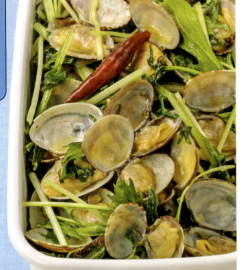

冷蔵 3日 | 冷凍 2週間 | 塩味

1人分 糖質 1.5g / 114kcal

シンプル調理で辛みとうまみが絶妙
あさりのペペロンチーノ風

材料（4人分）
- あさり（殻つき）……… 400g
- 水菜……… 1束
- にんにく（みじん切り）……… 1片分
- 赤唐辛子（種を除く）……… 1本
- オリーブ油……… 大さじ3
- 白ワイン……… 50ml
- 塩、こしょう……… 各少々

作り方 🕐 15分
1. あさりは砂出しして、殻をこすり合わせてよく洗う。水菜は5cm長さのざく切りにする。
2. フライパンにオリーブ油、にんにく、赤唐辛子を入れ、弱火で加熱する。香りが立ったら1のあさり、白ワインを入れてふたをし、中火で蒸し煮にする。
3. あさりの殻が開いたら強火にして水分をとばす。水菜を加えてひと混ぜして、塩、こしょうで味を調える。

OFF 糖質オフポイント
糖質が低い白ワインでコクを出す。

82

ミネラルなどの栄養素をたっぷり含んでいる糖質が低めの貝。殻ごと使ってだしをとるのがおすすめ。

貝類の中でも低糖質！

100gあたり
糖質 **0.4**g
カロリー **27**kcal

使い勝手ばつぐんの甘辛佃煮
あさりのしょうが煮

材料（4人分）
あさり（むき身）……… 200g
しょうが（せん切り）…… 30g
A ┌ 酒 ……………… 60mℓ
　├ みりん ………… 40mℓ
　└ しょうゆ ……… 20mℓ

作り方 ⏱ **20**分

1. 鍋にあさりとしょうが、Aを入れて火にかける。中火〜弱火で汁けがなくなるまで煮つめる。

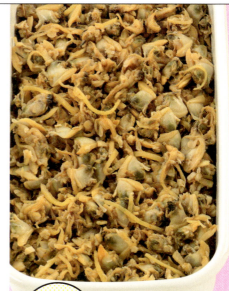

長持ち

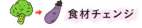 食材チェンジ

あさり（むき身）200g
→まぐろの刺身200g

1人分
糖質 **4.7**g
102kcal

冷蔵 **5日** ／ 冷凍 **1か月**

しょうゆ味

赤ワインの風味ががつんとくる
あさりとトマトのワイン蒸し

材料（4人分）
あさり（殻つき）………… 500g
プチトマト ……………… 16個
にんにく（みじん切り）… 1片分
オリーブ油 …………… 大さじ2
赤唐辛子（種を除く）…… 1本
赤ワイン ……………… 150mℓ
水 ……………………… 100mℓ
塩、こしょう ………… 各少々
バター …………………… 25g
パセリ（みじん切り）…… 少々

作り方 ⏱ **20**分

1. あさりは砂出しして、殻をこすり合わせてよく洗う。
2. 鍋にオリーブ油と赤唐辛子、にんにくを入れて火にかけ、香りが立ったら**1**、赤ワイン、水を入れてふたをし、強火で蒸し煮にする。
3. あさりの殻が開いたらプチトマトを入れてひと煮立ちさせる。塩、こしょうをふり、熱いうちにバターを入れて溶かし、パセリを散らす。

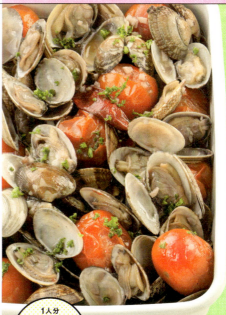

変身

 リメイク

コンソメスープを加えて、あさりのうまみたっぷりのスープに。

1人分
糖質 **3.1**g
158kcal

冷蔵 **3日** ／ 冷凍 **2週間**

こっくり

メインおかず

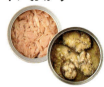

魚缶詰 (ツナ・さば・鮭)

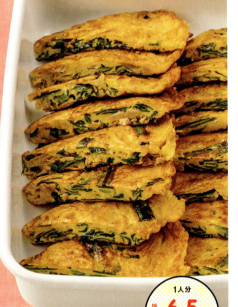

ゆるオフ

冷蔵 3日 ｜ 冷凍 ✕ ｜ 塩味

1人分 糖質 **6.5**g / 156kcal

卵たっぷり、ふわふわ系チヂミ
ツナとにらのチヂミ

材料（4人分）
- ツナ（水煮缶詰）… 大1缶（140g）
- にら … 1束
- 小麦粉 … 大さじ3と½
- A ┌ 卵 … 4個
  └ 塩、こしょう … 各少々
- ごま油 … 大さじ1

作り方 ⏱15分

1. ツナは缶汁をきる。にらは3cm長さに切る。
2. ボウルに**1**のにらと小麦粉を合わせる。**A**、ツナを加えて混ぜ合わせる。
3. フライパンに半量のごま油を熱し、**2**の半量を流し入れる。中火〜弱火で片面2〜3分ずつ焼く。同様にもう1枚焼く。
4. **3**を食べやすく切り分ける。

OFF 糖質オフポイント
卵多め、小麦粉少なめの生地にして、糖質を大幅カット。

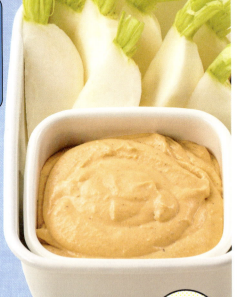

本気オフ

冷蔵 3日 ｜ 冷凍 ✕ ｜ こっくり

1人分 糖質 **2.5**g / 189kcal

鮭のうまみとクリームチーズのコクがぴったり
鮭のリエット

材料（4人分）
- 鮭（水煮缶詰）… 1缶（200g）
- かぶ … 3個
- A ┌ クリームチーズ … 100g
  │ バター … 大さじ1
  │ にんにく（すりおろし） … ½片分
  │ レモン汁 … 大さじ½
  └ ドライハーブ（タイム、バジルなど）、塩、こしょう … 各少々

作り方 ⏱8分

1. **A**のクリームチーズ、バターは室温にもどしておく。
2. 鮭は缶汁をきり、皮と骨を除いてほぐす。かぶは葉を3cmほど残して皮をむき、縦6等分のくし形に切る。
3. **2**の鮭、**A**をミキサーでなめらかになるまで混ぜる。
4. **2**のかぶを**3**につけていただく。

OFF 糖質オフポイント
バゲットの代わりに野菜をディップすると糖質を抑えられる。

さっと使いやすい缶詰はうまみが凝縮されている。
栄養素がしみ出ているので、
缶汁ごと使って味にコクを出して。

100gあたり	ツナ（まぐろ水煮）	ツナ（まぐろ油漬）	さば水煮	鮭水煮
糖質	0.2g	0.1g	0.2g	0.1g
カロリー	70kcal	265kcal	174kcal	156kcal

缶汁ごと加えるので、さばのうまみがたっぷり
さばのドライカレー

長持ち

材料（4人分）
- さば（水煮缶詰）……2缶（400g）
- 玉ねぎ……1個
- しょうが、にんにく……各1片
- カレー粉、サラダ油……各大さじ2
- A
  - 水……100ml
  - トマトケチャップ…大さじ2
  - コンソメスープの素（顆粒）……小さじ½
- 塩、こしょう……各少々

作り方 🕐15分
1. 玉ねぎ、しょうが、にんにくはみじん切りにする。
2. 鍋にサラダ油を中火で熱し、1を入れてきつね色になるまで炒め、カレー粉を加えて炒め合わせる。
3. A、さばを缶汁ごと加えて、崩しながら汁けがなくなるまで炒め合わせる。塩、こしょうで味を調える。

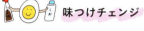
味つけチェンジ
水100ml、トマトケチャップ大さじ2
→トマト（水煮缶詰）100gでトマトカレー風に。

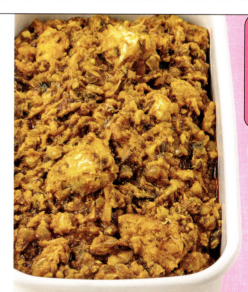

1人分 糖質 **6.8g** / 266kcal
冷蔵4日 / 冷凍3週間
スパイシー

ツナの風味が大根によくしみる
ツナと大根のさっと煮

変身

材料（4人分）
- ツナ（油漬け缶詰・ソリッドタイプ）……大2缶（280g）
- 大根……10cm
- しょうが（せん切り）……2片分
- A
  - だし汁……400ml
  - みりん、しょうゆ……各小さじ2
  - 塩……少々

作り方 🕐20分
1. 大根は皮をむき、8mm幅の半月切りにする。ツナは缶汁を大さじ½分残し、きっておく。
2. 鍋に1で残したツナの缶汁を熱し、大根を炒める。軽く焼き色がついたらA、しょうが、ツナを加える。ツナが崩れないよう、さわらずに10分ほど煮る。

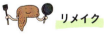
リメイク

ひと口大に切った厚揚げを加えて、さっと煮る。

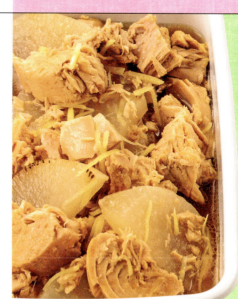

1人分 糖質 **3.2g** / 208kcal
冷蔵3日 / 冷凍3週間
しょうゆ味

85

メインおかず（魚缶詰）

ピリ辛キムチが食欲をそそる
さばのキムチ炒め

材料（4人分）

さば（水煮缶詰）……2缶（400g）
白菜キムチ ……………… 200g
長ねぎ ……………………1本
ごま油 …………… 大さじ1½
しょうゆ …………… 大さじ½
白いりごま …………… 小さじ1

作り方 ⏱**8分**

1 さばは缶汁をきって、ひと口大にほぐす。白菜キムチはざく切りに、長ねぎは斜め薄切りにする。

2 フライパンにごま油を熱し、長ねぎを炒める。しんなりしたらさばとキムチを加えて炒めて、しょうゆを加えてさらに炒め合わせる。仕上げに白いりごまをふる。

ゆるオフ

冷蔵 **3**日 ｜ 冷凍 **2**週間　　ピリ辛

1人分　糖質 **2.6**g　**241**kcal

OFF 糖質オフポイント

糖質少なめのごま油で風味をしっかりつける。

すぐにできるラクうまアヒージョ
さばとエリンギのアヒージョ

材料（4人分）

さば（水煮缶詰）……2缶（400g）
エリンギ…………………中3本
にんにく（薄切り）………1片分
白ワイン………………… 大さじ1
オリーブ油 ………… 大さじ6
塩 ………………… 小さじ⅓
小ねぎ（小口切り）………2本分
一味唐辛子 ……………… 少々

作り方 ⏱**10分**

1 さばは缶汁をきって白ワインをふる。エリンギは縦半分にして、4㎝長さに切ってから縦に3等分に切る。

2 フライパンにオリーブ油とにんにくを入れて弱火にかける。香りが立ったら1のさば、エリンギを加えて中火で3〜4分煮る。

3 塩をふって上下を返し、さらに3〜4分煮る。仕上げに小ねぎと一味唐辛子をふる。

本気オフ

冷蔵 **3**日 ｜ 冷凍 **3**週間　　塩味

1人分　糖質 **1.9**g　**355**kcal

OFF 糖質オフポイント

調味料をほとんど使わずできる。さば缶の風味をしっかりいかして。

トマトで煮込んでうまみ倍増
ツナと野菜のさっぱり煮

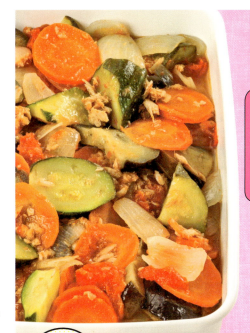

長持ち

材料（4人分）
- ツナ（水煮缶詰）…大1缶（140g）
- なす……………………2本
- ズッキーニ………………1本
- 玉ねぎ…………………½個
- にんじん………………½本
- トマト……………………2個
- にんにく………………1片
- オリーブ油……………大さじ3
- ローリエ………………1枚
- 塩………………………小さじ½

作り方　⏱ 40分

1. ツナは缶汁をきる。なす、ズッキーニ、玉ねぎは2～3cm幅の乱切り、にんじんは皮をむいて輪切りに、トマトはヘタを除いて大きめのざく切りにする。
2. 鍋にオリーブ油、包丁の腹でつぶしたにんにくを入れて弱火で熱する。香りが立ったら、ツナ、玉ねぎ、にんじんを加えて中火でさっと炒める。
3. 2になす、ズッキーニを加えて炒め合わせ、トマト、ローリエ、塩を加える。ふたをして15～20分、水分をとばすように弱火で煮る。

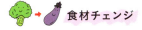 食材チェンジ

ツナ（水煮缶詰）大1缶（140g）
→むきえび12尾（240g）

1人分 糖質 **7.7g** 153kcal

冷蔵 5日 ｜ 冷凍 1か月

さっぱり

生クリームがとろ～リクリーミー
サーモンチャウダー

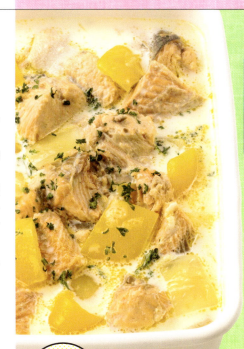

変身

材料（4人分）
- 鮭（水煮缶詰）………2缶（400g）
- 玉ねぎ…………………½個
- パプリカ（黄）…………1個
- 白ワイン………………大さじ½
- オリーブ油……………大さじ1
- A ┌ 水………………600ml
  │ コンソメスープの素（顆粒）
  │ …………………小さじ1
  │ 塩……………………小さじ½
  └ こしょう………………少々
- 生クリーム……………200ml
- パセリ（みじん切り）……少々

作り方　⏱ 20分

1. 鮭は缶汁をきり、皮と骨を除いて粗くほぐして白ワインをふりかける。玉ねぎ、パプリカは1.5cm角に切る。
2. 鍋にオリーブ油を熱して**1**の玉ねぎ、パプリカを炒め、**A**、鮭を加える。ふたをして5～8分ほど煮る。
3. 生クリームを加えてひと煮立ちさせ、パセリをふる。

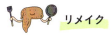 リメイク

しらたきを加えてスープパスタ風に。

1人分 糖質 **5.2g** 415kcal

冷蔵 3日 ｜ 冷凍 3週間

こっくり

メインおかず

卵（鶏卵・うずらの卵）

ゆるオフ

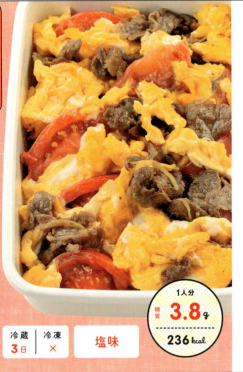

冷蔵 3日 ｜ 冷凍 ✕ ｜ 塩味

1人分 糖質 **3.8g** / 236kcal

トマトの酸味がふわふわ卵にマッチ
卵と牛肉のさっぱり炒め

材料（4人分）

- 卵 …………………… 4個
- 牛こま切れ肉 ………… 200g
- トマト ………………… 1個
- しょうが（せん切り） …… 1片分
- 塩、こしょう ………… 各少々
- サラダ油 ……………… 大さじ1½
- A［ しょうゆ …… 大さじ1½
　　 酒 ………………… 大さじ1
　　 砂糖 …………… 小さじ2 ］

作り方 ⏱20分

1. トマトはヘタを除いて、8等分のくし形に切る。ボウルに卵を割りほぐし、塩、こしょうをふる。
2. フライパンにサラダ油大さじ1を熱し、1の溶き卵を入れて半熟に炒めて取り出す。
3. 同じフライパンに、サラダ油大さじ½としょうがを入れて火にかける。香りが立ったら牛こま切れ肉を入れて火が通るまで炒め、Aを加えて炒め合わせる。1のトマトを加えてさっと炒め、2をもどし入れて炒め合わせる。

OFF 糖質オフポイント

糖質が高いトマトは少なめに。最後にさっと炒め合わせることであっさりと仕上がる。

本気オフ

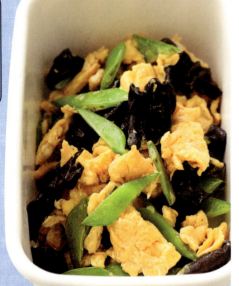

冷蔵 3日 ｜ 冷凍 1週間 ｜ しょうゆ味

1人分 糖質 **1.7g** / 121kcal

ふんわり卵がきくらげにからむ
卵ときくらげの炒めもの

材料（4人分）

- 卵 …………………… 4個
- きくらげ（乾燥） ……… 10g
- さやえんどう ………… 16枚
- サラダ油 ……………… 大さじ1
- 塩、こしょう ………… 各少々
- A［ しょうゆ …… 大さじ1
　　 みりん ………… 小さじ2 ］

作り方 ⏱10分

1. ボウルに卵を割りほぐし、塩、こしょうをふる。
2. きくらげは水でもどして食べやすく切り、さやえんどうはヘタとすじを除いて、4等分の斜め切りにする。
3. フライパンにサラダ油の半量を中火で熱し、2を2分ほど炒め、塩、こしょう各少々をふる。
4. 3をフライパンの端に寄せる。残りのサラダ油を入れて強火にし、1を加えて半熟状になったら全体を炒め合わせ、Aを加えてからめる。

味つけチェンジ

しょうゆ大さじ1
→オイスターソース大さじ1でこっくり味に。

たんぱく質、ビタミン、ミネラルなど多くの栄養素を含んでいる優秀な食材。1個でも満腹感があり、オムレツなどにするとボリューム満点。

ヘルシーでかさ増しにもおすすめ！

100gあたり	
鶏卵 糖質 **0.3**g カロリー **142**kcal	うずらの卵（水煮） 糖質 **0.3**g カロリー **162**kcal

---

長持ち

小さくてかわいいけど満足感◎

和風プチスコッチエッグ

材料（4人分）
- うずらの卵（水煮）……… 12個
- 高野豆腐（乾燥）……… 15g
- A
  - 豚ひき肉……… 300g
  - 溶き卵……… 1/2個分
  - 玉ねぎ（みじん切り）… 1/4個分
  - 塩……… 小さじ1/2
  - こしょう……… 少々
- 小麦粉……… 大さじ1
- 白いりごま……… 70g
- 揚げ油……… 適量
- B
  - マヨネーズ……… 大さじ3
  - しょうゆ……… 大さじ1
  - 砂糖……… 大さじ1/2

作り方　25分
1. 高野豆腐は水でもどし、水けを絞って粗みじん切りにする。
2. ボウルに**1**と**A**を混ぜ、肉ダネを作る。
3. うずらの卵に小麦粉を薄くまぶして、**2**をまわりにつけて空気を抜く。白いりごまをまぶし、180℃の揚げ油でカラッと揚げる。
4. **B**の材料を合わせ、**3**をつけていただく。

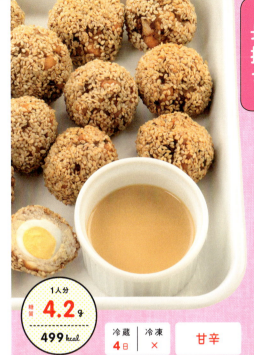

1人分　糖質 **4.2**g　499kcal

冷蔵 4日　冷凍 ×　甘辛

変身

野菜とチーズがたっぷり入った

スペイン風チーズオムレツ

材料（4人分）
- 卵……… 4個
- じゃがいも……… 1個
- ミックスベジタブル（冷凍）……… 40g
- ピザ用チーズ……… 50g
- 塩、こしょう……… 各少々
- オリーブ油……… 大さじ2
- パセリ……… 適量

作り方　20分
1. じゃがいもは皮をむき、ひと口大に切ってラップで包み、電子レンジ（600W）で1～2分加熱する。ミックスベジタブルは解凍する。
2. ボウルに卵を割りほぐし、塩、こしょう、**1**、ピザ用チーズを加えて混ぜ合わせる。
3. フライパンにオリーブ油を中火で熱し、**2**を流し入れる。大きくかき混ぜて、半熟状にしたら、ふたをして弱火で5分ほど焼く。
4. 裏返して、こんがりと焼き色がつくまで焼き、食べやすく切ってパセリを添える。

リメイク
糖質オフパンにはさんで、サンドイッチに。

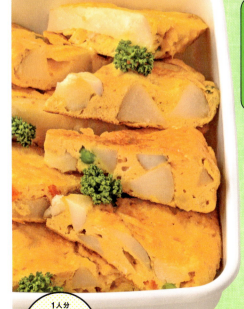

1人分　糖質 **6.4**g　193kcal

冷蔵 3日　冷凍 1か月　こっくり

メインおかず

豆腐・大豆製品
（絹）（厚揚げ・高野豆腐）

ゆるオフ

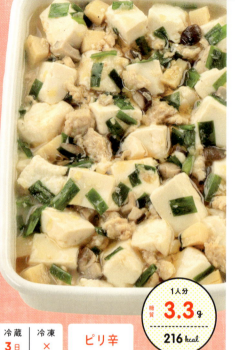

冷蔵 3日 ｜ 冷凍 ×　ピリ辛
1人分 糖質 3.3g　216kcal

香味野菜とラー油で辛うま
白い麻婆豆腐

材料（4人分）

絹ごし豆腐……1½丁（450g）
鶏ひき肉……………………150g
しいたけ……………………2枚
たけのこ（水煮）……………50g
にら…………………………⅓束
しょうが（みじん切り）……1片分
長ねぎ（みじん切り）……½本分
サラダ油……………………大さじ2
A｜水……………………100ml
　｜酒、しょうゆ……各大さじ1
　｜鶏がらスープの素（顆粒）
　｜……………………………小さじ1
　｜塩……………………小さじ⅓
水溶き片栗粉………………大さじ1
ラー油………………………大さじ½

作り方　⏱20分

1 絹ごし豆腐は2cm角に切る。しいたけとたけのこは1cm角に、にらは1cm長さに切る。

2 フライパンにサラダ油、しょうが、長ねぎを入れて火にかけ、香りが立ったら鶏ひき肉を入れて炒める。肉に火が通ったら、1のしいたけ、たけのこを加えてさらに炒め、Aを加える。

3 2が煮立ったら豆腐とにらを入れてひと煮立ちさせる。水溶き片栗粉でとろみをつけてラー油を回しかける。

本気オフ

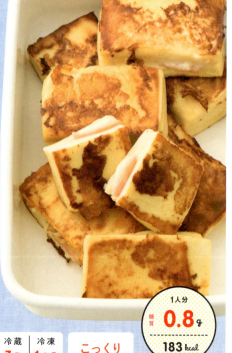

冷蔵 3日 ｜ 冷凍 1か月　こっくり
1人分 糖質 0.8g　183kcal

甘くないふわふわフレンチトースト
高野豆腐のフレンチトースト

材料（4人分）

高野豆腐（乾燥）……4枚（70g）
ロースハム…………………2枚
スライスチーズ……………2枚
A｜牛乳……………………50ml
　｜卵……………………………1個
　｜塩、こしょう……………各少々
バター………………………大さじ1

作り方　⏱15分（＋浸し時間5分）

1 高野豆腐は水でもどして水けを絞り、1枚を縦半分に切る。スライスチーズ、ロースハムはそれぞれ十字に4等分に切る。

2 1の高野豆腐は横に切り込みを入れ、1のチーズ、ハムをはさむ。混ぜ合わせたAに上下を返しながら5分ほど浸す。

3 フライパンにバターを溶かして2を並べ、ふたをして弱めの中火で3分ほど焼く。裏返してさらに3分ほど焼く。

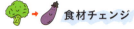 食材チェンジ

ロースハム2枚
→ツナ（水煮缶詰）小1缶（70g）

食物繊維やイソフラボンなどが豊富なヘルシー食材。
肉代わりに使ってかさ増ししたり、汁けを含ませると満足感アップ。

100gあたり	絹ごし豆腐	厚揚げ	高野豆腐
糖質	0.9g	1.1g	0.2g
カロリー	56kcal	143kcal	496kcal

厚揚げのチンジャオロースー風
細切りにして味がしみ込みやすく

材料（4人分）
- 厚揚げ……2枚（300g）
- ピーマン……2個
- パプリカ(赤)……½個
- サラダ油……大さじ½
- A
  - 酒、しょうゆ……各大さじ1
  - オイスターソース……大さじ½
  - 砂糖、みそ、おろしにんにく……各小さじ1

作り方　⏱15分

1 厚揚げは熱湯をかけて油抜きし、5mm角の棒状に切る。ピーマン、パプリカはヘタと種を除いて5mm幅に切る。

2 フライパンにサラダ油を強火で熱し、1を炒め、Aを加えて汁がなくなるまで炒める。

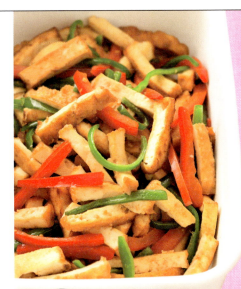

1人分 糖質 3.6g / 145kcal
冷蔵4日 / 冷凍× / 甘辛

OFF 糖質オフポイント
糖質の少ない厚揚げを肉代わりに使ってよりヘルシーに。

長持ち

豆腐と野菜のつくね
あっさり食べやすい鶏つくね

材料（4人分）
- 絹ごし豆腐……½丁（150g）
- 鶏ひき肉……100g
- 長ねぎ……1本
- にんじん……⅕本
- A
  - おろししょうが……1片分
  - 酒……大さじ1
  - 塩……小さじ½
- サラダ油……大さじ1

作り方　⏱15分

1 絹ごし豆腐は水きりをする。長ねぎ、にんじんはみじん切りにする。

2 ボウルに鶏ひき肉、1、Aを入れてよく混ぜたら、8等分の小判形に成形する。

3 フライパンにサラダ油を中火で熱し、2を両面こんがりと焼いて中まで火を通す。

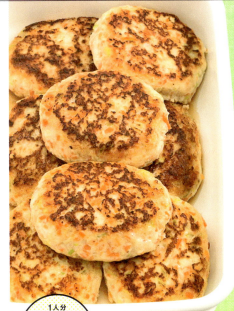

1人分 糖質 2.0g / 106kcal
冷蔵3日 / 冷凍1か月 / 塩味

 リメイク
鍋に入れたり、甘酢あんをかけても。

変身

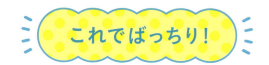

朝・昼ごはんの糖質オフアイデア

糖質オフを始めたとき、まず迷うのが朝食や昼食。
作りおきのものを食べる以外に市販品や外食を取り入れてもかまいません。
また、おすすめのレシピも紹介します。

朝食

家で食べることが多い朝食。
糖質量の低い食材やメニューを覚えて活用しましょう。

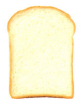

食パン
8枚切り1枚（45g）
糖質 **19.9g**

ロールパン
1個（30g）
糖質 **13.7g**

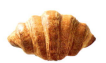

クロワッサン
1個（30g）
糖質 **14.4g**

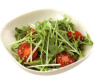

グリーンサラダ
1皿
糖質 **2.2g**

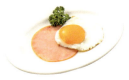

ハムエッグ
1皿
糖質 **0.8g**

しらたき入りごはん
1杯（150g）
糖質 約 **28.9g**

マンナンごはん
1杯（140g）
糖質 約 **33.4g**

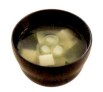

**豆腐とわかめの
みそ汁**
1杯
糖質 約 **3.1g**

納豆
1パック（50g）
糖質 **0.2g**

ヨーグルト（無糖）
100g
糖質 **3.8g**

朝ごはんのポイント

糖質量15〜30gをめやすに

白米150gあたり糖質量約53gなので、茶わん½〜¼杯前後と、ハムや卵焼きなどの糖質の少ないおかずを1〜2品を食べましょう。

サラダや汁もので満足感を

栄養がとれて、ささっと食べやすいサラダやスープは朝の強い味方です。糖質の低い食材で具だくさんにすると食べごたえがアップします。

昼食

外食やコンビニ食が多くなりやすい昼食。
ごはんの量やおかずの選び方に注意して、昼も糖質オフしましょう。

● コンビニおすすめメニュー

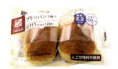
ブランパン
1個
糖質 **2.2** g

玄米おにぎり
1個
糖質 **37.2** g

ミックスサラダ
1パック
糖質 約**3.5** g

サラダチキン
100g
糖質 **1.3** g

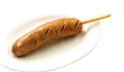
フランクフルト
1本
糖質 **8.6** g

竜田揚げ
1個
糖質 **10.0** g

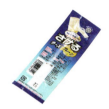
さけるチーズ
1本
糖質 **0.0〜0.9** g

ゆで卵
1個
糖質 **0.6** g

● 外食おすすめメニュー

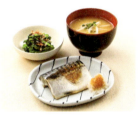
焼きさば、おひたし、みそ汁
糖質 約**6.9** g

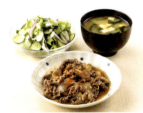
牛皿、サラダ、みそ汁
糖質 約**19.7** g

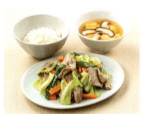
肉野菜炒め、ごはん55g、かき玉スープ
糖質 約**28.1** g

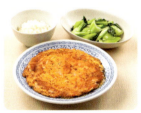
かに玉、ごはん55g、青菜炒め
糖質 約**24.2** g

昼ごはんのポイント

糖質量 20〜50g をめやすに

昼を多めにすると、腹持ちして夜ごはんが少なめですみます。茶わん½〜⅓杯前後と、おかず2〜3品をバランスよくたっぷり食べましょう。

炭水化物は控えめに

定食やコースは、炭水化物がセットになっているものが多いので、頼むときは減らしてもらったり、残したりしましょう。

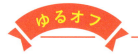

糖質オフ朝ごはんレシピ

ぱぱっと作れる

ゆるオフ

濃厚な味わいで満足感アップ
ツナとアボカドのオープンサンド

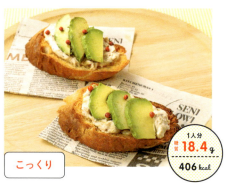

こっくり

1人分 糖質 18.4g / 406kcal

材料（2人分）

- フランスパン（薄めのスライス）……… 4枚
- ツナ（油漬け缶詰）…… 1缶（70g）
- アボカド ……………… 1個
- マヨネーズ ………… 大さじ2
- 粒マスタード ……… 小さじ1
- ピンクペッパー ……… 適量

作り方　⏱10分

1. フランスパンはオーブントースターで焼き色がつくまで加熱する。アボカドは種と皮を取り除き、薄切りにする。
2. ツナは缶汁をきってボウルに入れ、マヨネーズ、粒マスタードを加えて混ぜる。
3. **1**のフランスパンに**2**とアボカドをのせて、お好みでピンクペッパーを散らす。

ヘルシーだけどボリューム感◎
豆腐じゃこ丼

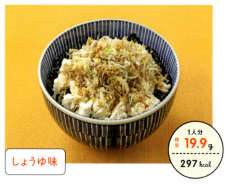

しょうゆ味

1人分 糖質 19.9g / 297kcal

材料（2人分）

- ごはん ……………… 100g
- しらたき（アク抜き不要のもの）……… 200g
- 木綿豆腐 …………… 200g
- ちりめんじゃこ ……… 40g
- 長ねぎ ……………… ½本
- ごま油 ……………… 大さじ1
- A［ 白いりごま … 大さじ½
　　塩 ………… 小さじ⅙ ］
- 韓国のり …………… 8枚
- ポン酢しょうゆ ……… 適量

作り方　⏱15分

1. しらたきをみじん切りにし、フライパンに入れてから炒りしたら、ごはんと混ぜ合わせる。長ねぎはみじん切りにする。
2. フライパンにごま油を熱して、**1**の長ねぎとちりめんじゃこを加えて中火で炒める。じゃこが色づいてきたら**A**を加えて、さっと炒め合わせる。
3. 丼ぶりに**1**のごはんを盛り、韓国のりをちぎって散らす。その上に水けをきった木綿豆腐を崩してのせ、**2**をかける。ポン酢しょうゆをかけていただく。

納豆とチーズの相性がいい
納豆トースト

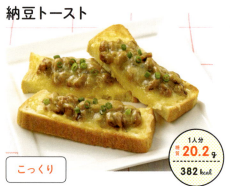

こっくり

1人分 糖質 20.2g / 382kcal

材料（2人分）

- 食パン（8枚切り）……… 2枚
- 納豆 ………… 2パック（80g）
- しょうゆ …………… 小さじ2
- マヨネーズ ………… 大さじ2
- ピザ用チーズ ………… 60g
- 小ねぎ（小口切り）……… 適量

作り方　⏱10分

1. 食パンは縦3等分に切る。納豆はしょうゆを入れてよく混ぜる。
2. 食パンにマヨネーズを塗り、**1**の納豆を等分にのせてピザ用チーズを散らす。オーブントースターでこんがりと焼き色がつくまで加熱する。
3. 焼けたら取り出して、小ねぎを散らす。

糖質オフ 朝ごはん レシピ

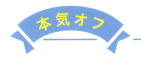
本気オフ

体にやさしいほっこり味
野菜たっぷり豆腐中華雑炊風

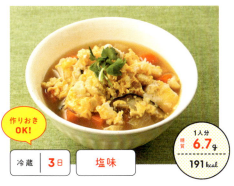

作りおき OK!
冷蔵 3日 ／ 塩味
1人分 糖質 6.7g ／ 191kcal

材料（2人分）
カリフラワー……100g（正味）
木綿豆腐……………200g
卵……………………2個
大根…………………1/8本
にんじん……………1/3本
しいたけ……………2枚
A ┌ 水……………400ml
　│ しょうゆ……大さじ1
　│ 中華だしの素（顆粒）
　└　　　　　……小さじ2
塩……………………少々
みつば（ざく切り）……適量

作り方 🕐 **15分**

1 大根、にんじんは皮をむいて1cm角、しいたけは軸を落として薄切り、カリフラワーは茎ごと粗みじん切りにする。

2 木綿豆腐は水けをきって、ペーパータオルで包み、耐熱容器に入れる。電子レンジ（600W）で4分加熱して水けをきり、ゴムべらでつぶすようにして崩す。卵はボウルに溶きほぐす。

3 鍋にAを煮立てて1を加え、5分ほど中火で煮る。2の豆腐と溶き卵を回し入れて、ひと煮立ちしたら、塩で味を調え、あればみつばを散らす。

食べごたえばつぐん
厚揚げのピザ風

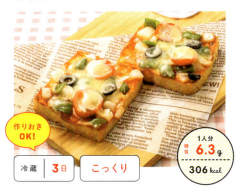

作りおき OK!
冷蔵 3日 ／ こっくり
1人分 糖質 6.3g ／ 306kcal

材料（2人分）
厚揚げ…………2枚（300g）
玉ねぎ………………1/4個
ピーマン……………1/2個
プチトマト…………2個
ブラックオリーブ（種なし）
　………………………2粒
ピザソース（市販）…大さじ2
ピザ用チーズ…………40g

作り方 🕐 **15分**

1 厚揚げは半分の厚さに切る。玉ねぎ、ピーマンは1cm角に切り、プチトマトはヘタを除いて半分に切り、ブラックオリーブは輪切りにする。

2 厚揚げの断面にピザソースを塗って1の野菜を等分にのせ、ピザ用チーズを散らす。

3 オーブントースターで7～8分ほど焼く。

サクサクおいしいおかずサラダ
高野豆腐のパンサラダ風

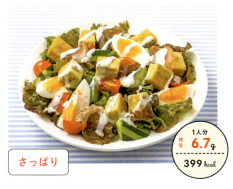

さっぱり
1人分 糖質 6.7g ／ 399kcal

材料（2人分）
高野豆腐…………2枚（40g）
ゆで卵………………2個
生ハム………………4枚
サニーレタス………4枚
きゅうり……………1本
プチトマト…………4個
A ┌ お湯…………200ml
　│ コンソメスープの素（顆粒）
　└　　　　　……小さじ1/2
小麦粉………………小さじ2
サラダ油……………大さじ2
B ┌ ヨーグルト……大さじ2
　│ マヨネーズ……大さじ1
　│ 粒マスタード…小さじ1
　└ 塩………………少々

作り方 🕐 **12分**

1 高野豆腐は混ぜ合わせたAに10分ほど浸けてもどし、水けをしぼる。ひと口大に切って小麦粉をまぶす。

2 サニーレタスは食べやすくちぎり、きゅうりは皮を縞目にむいて乱切り、プチトマトはヘタを除いて4等分に、ゆで卵も4等分する。

3 フライパンにサラダ油を熱して1を入れ、中火でこんがりと色がつくまで焼く。

4 器に2、3、ちぎった生ハムを盛り、混ぜ合わせたBをかける。

95

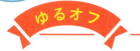

糖質オフ昼丼レシピ

1品で大満足

ゆるオフ

中華風の味つけで食がすすむ
鮭のピリ辛香味丼

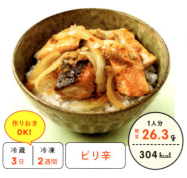

作りおきOK！
冷蔵3日　冷凍2週間　ピリ辛

1人分 糖質 26.3g　304kcal

材料（2人分）

ごはん	100g
しらたき（アク抜き不要のもの）	200g
生鮭	2切れ
玉ねぎ	1/2個
A　長ねぎ（みじん切り）	1/2本分
しょうが（みじん切り）、にんにく（みじん切り）	各1片分
しょうゆ、みりん	各大さじ1
黒酢	大さじ1/2
砂糖	小さじ1
豆板醤	小さじ1/2
サラダ油	大さじ1/2

作り方　20分

1. しらたきはみじん切りにし、フライパンに入れてから炒りしたら、ごはんと混ぜ合わせる。
2. 生鮭は食べやすく切り、玉ねぎは1cm幅のくし形切りにする。Aは混ぜ合わせておく。
3. フライパンにサラダ油を熱して、鮭を中火で焼く。こんがりと焼き色がついたら、玉ねぎを加えてしんなりするまで炒め、Aを加えて汁けがなくなるまで炒め合わせる。
4. 丼ぶりに1を盛り、その上に3をのせる。

やさしい味がしみわたる
たっぷりきのこと
ささみのあんかけ丼

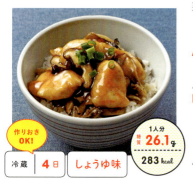

作りおきOK！
冷蔵4日　しょうゆ味

1人分 糖質 26.1g　283kcal

材料（2人分）

ごはん	100g
しらたき（アク抜き不要のもの）	200g
鶏ささみ	4本（160g）
しいたけ	2枚
しめじ、まいたけ	各40g
A　酒	大さじ1
塩	少々
片栗粉、サラダ油	各大さじ1
B　だし汁	100ml
しょうゆ、みりん	各大さじ1
しょうが（すりおろし）	1片分
片栗粉	小さじ1
小ねぎ（小口切り）	適量

作り方　20分

1. しらたきはみじん切りにし、フライパンに入れてから炒りしたら、ごはんと混ぜ合わせる。
2. 鶏ささみはすじを取り除いてひと口大のそぎ切りにし、Aをもみ込み、片栗粉をまぶす。しいたけは軸を落として薄切り、しめじとまいたけは石づきを落としてほぐす。
3. フライパンにサラダ油を熱してささみを焼く。こんがりと焼き色がついたらきのこを加えて炒め、しんなりとしたら混ぜ合わせたBを加えて混ぜながら煮立てる。
4. 丼ぶりに1を盛り、その上に3をのせて小ねぎを散らす。

がっつりおいしい
ねばねばキムチ丼

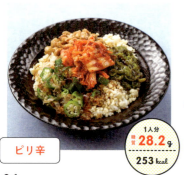

ピリ辛

1人分 糖質 28.2g　253kcal

材料（2人分）

ごはん	150g
木綿豆腐	200g
納豆	1パック（40g）
オクラ	4本
めかぶ	1パック（50g）
キムチ	60g
A　しょうゆ	小さじ1
かつお節	1/2袋
しょうゆ	小さじ2

作り方　12分

1. オクラは塩少々（分量外）をふり、板ずりして熱湯でゆでて、冷水にとり水けをきる。小口切りにしてボウルに入れ、Aと混ぜ合わせる。
2. 木綿豆腐はペーパータオルで包み、耐熱容器に入れて電子レンジ（600W）で3分加熱し、水けをしっかりときる。フライパンに崩し入れ、中火でから炒りし、ごはんと混ぜ合わせる。
3. 丼ぶりに2を盛り、1と納豆、めかぶ、キムチをのせる。しょうゆを回しかけていただく。

糖質オフ 昼丼 レシピ

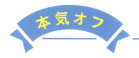

がっつり食べごたえ
プルコギ風豆腐ライス丼

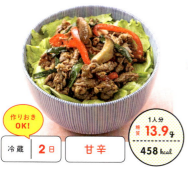

作りおきOK！
冷蔵 2日 ｜ 甘辛
1人分 糖質 13.9g / 458kcal

材料（2人分）
- 木綿豆腐……400g
- 牛もも切り落とし肉……200g
- エリンギ……大1本
- にら……½束
- パプリカ（赤）……¼個
- レタス……適量
- A ┌ しょうゆ……大さじ2
  ├ はちみつ、酒……各大さじ1
  ├ しょうが（すりおろし）、
  └ にんにく（すりおろし）……各1片分
- ごま油……大さじ½

作り方 ⏱20分
1. 木綿豆腐はペーパータオルで包み、耐熱容器に入れて電子レンジ（600W）で3分加熱して水けをきる。フライパンに崩し入れ、中火でから炒りする。
2. 牛もも切り落とし肉はポリ袋に入れ、Aを加えてよくもみ込む。エリンギは半分の長さにして6等分に切り、にらは4cm長さ、パプリカはヘタと種を除いて細切りにする。
3. フライパンにごま油を熱して、2の牛肉を弱中火でほぐすように炒める。肉がほぐれたら、残りの2を加えて中火で炒め合わせる。
4. 丼ぶりに1、ちぎったレタス、3を盛る。

から炒り豆腐のやさしい食感
豆腐ライスの納豆アボカド丼

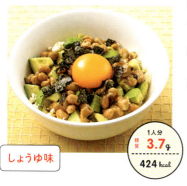

しょうゆ味
1人分 糖質 3.7g / 424kcal

材料（2人分）
- 木綿豆腐……400g
- 納豆……2パック（80g）
- 卵黄……2個分
- アボカド……1個
- A ┌ しょうゆ……大さじ1½
  └ みりん……大さじ½
- 刻みのり……適量

作り方 ⏱12分
1. 木綿豆腐はペーパータオルで包み、耐熱容器に入れて電子レンジ（600W）で3分加熱して水けをきる。フライパンに崩し入れ、中火でから炒りする。
2. アボカドは種と皮を取り除いて1cm角に切る。ボウルに納豆とAとともに入れてよく混ぜ合わせる。
3. 丼ぶりに1を盛り、2をのせて刻みのりを散らし、中央に卵黄を落とす。

ほんのり甘いキャベツに豚肉が合う
キャベツライスのねぎ塩豚丼

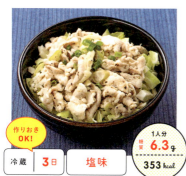

作りおきOK！
冷蔵 3日 ｜ 塩味
1人分 糖質 6.3g / 353kcal

材料（2人分）
- 豚ロース薄切り肉……200g
- キャベツ……6枚
- 長ねぎ……½本
- A ┌ 塩……小さじ⅙
  ├ 酒、ごま油……各大さじ1
  ├ しょうが（すりおろし）、
  └ にんにく（すりおろし）……各1片分
- 粗びき黒こしょう……少々
- 小ねぎ（小口切り）……適量

作り方 ⏱15分（＋漬け時間5分）
1. 豚ロース薄切り肉は細切りにする。ポリ袋に入れてAを加えてもみ込み、5分ほどおく。
2. キャベツは芯ごと粗みじん切り、長ねぎは斜め薄切りにする。
3. フライパンに1を入れて、弱中火でほぐすように炒める。肉がほぐれたら2のねぎを加えて中火で炒め合わせ、粗びき黒こしょうをふる。
4. 丼ぶりに2のキャベツを盛り、3をのせて小ねぎを散らす。

97

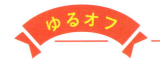

のっけ弁でらくちん

糖質オフお弁当レシピ

ゆるオフ

さっぱりと食べやすい
めかじきと野菜の甘酢炒め弁当

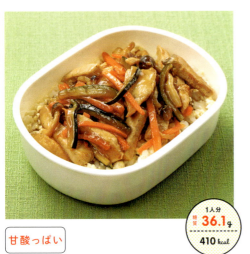

甘酸っぱい

1人分 糖質 36.1g / 410kcal

材料（2人分）
- ごはん …………… 150g
- 木綿豆腐 ………… 200g
- めかじき ………… 2切れ
- ズッキーニ ……… ½本
- にんじん ………… ¼本
- しめじ …… ½パック(50g)
- 塩、こしょう …… 各少々
- ごま油 …………… 大さじ½
- A［しょうゆ、砂糖、酢 …… 各大さじ1
  　オイスターソース …… 大さじ½
  　片栗粉 …………… 小さじ1］

作り方 ⏱18分

1. 木綿豆腐はペーパータオルで包み、耐熱容器に入れて電子レンジ（600W）で3分加熱して水けをきる。フライパンに崩し入れ、中火でから炒りし、ごはんと混ぜ合わせる。
2. めかじきは1cm幅の棒状に切り、塩、こしょうをふる。ズッキーニと皮をむいたにんじんは5cm長さの細切り、しめじは石づきを落としてほぐす。
3. フライパンにごま油を熱して、2のめかじきを中火で焼く。こんがりと焼き色がついたら残りの2を加えてさっと炒め、よく混ぜ合わせたAを回し入れて手早く炒め合わせる。
4. 弁当箱に1を詰めて、3を盛る。

こっくり上品な味わい
イタリアン牛丼弁当

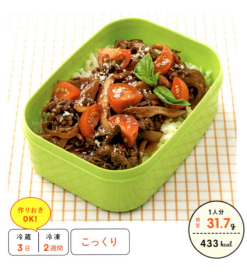

作りおきOK！ 冷蔵3日 冷凍2週間 こっくり

1人分 糖質 31.7g / 433kcal

材料（2人分）
- ごはん …………… 100g
- カリフラワー …… 200g(正味)
- 牛もも切り落とし肉 … 200g
- 玉ねぎ …………… ½個
- エリンギ …… 1パック(100g)
- プチトマト ……… 4個
- バター …………… 10g
- A［赤ワイン ……… 100mℓ
  　コンソメスープの素(顆粒) …… 小さじ1
  　トマトケチャップ …… 大さじ2］
- 塩 ………………… 少々
- 粉チーズ ………… 適量
- バジル …………… 適量

作り方 ⏱18分

1. カリフラワーは小房に分け、茎は厚めに皮をむいてひと口大に切る。電子レンジ（600W）で2分加熱して粗熱をとり、粗みじん切りにしてごはんと混ぜ合わせる。
2. 玉ねぎは薄切り、エリンギは半分の長さにして6等分に切る。プチトマトはヘタを除いて4つ切りにする。
3. フライパンにバターを溶かし、中火で牛もも切り落とし肉と2の玉ねぎを炒める。肉に火が通ったら、エリンギとAを加え、弱中火にして煮る。汁けがなくなったらプチトマトを加えて混ぜ、塩で味を調える。
4. 弁当箱に1を詰めて、その上に3を盛り、粉チーズをふってバジルを添える。

98

糖質オフお弁当レシピ

野菜のシャキシャキとスパイシーさ
スパイシータコライス弁当

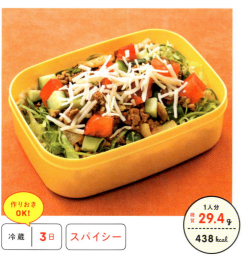

作りおきOK！
冷蔵 3日 ｜ スパイシー

1人分 糖質 29.4g ／ 438kcal

材料（2人分）

ごはん …………… 100g
カリフラワー … 200g（正味）
合いびき肉 ………… 200g
玉ねぎ …………… 1/4個
きゅうり …………… 1/2本
レタス ……………… 2枚
トマト ……………… 1/2個
にんにく（みじん切り）… 1片分
サラダ油 ………… 大さじ1/2
A｜トマトケチャップ、
　｜ウスターソース
　｜　………… 各大さじ1
　｜カレー粉 …… 小さじ1/2
　｜塩 ……………… 少々
ピザ用チーズ（細切り）… 20g

作り方 ⏱18分

1 カリフラワーは小房に分け、茎は厚めに皮をむいてひと口大に切る。電子レンジ（600W）で2分加熱して粗熱をとり、粗みじん切りにしてごはんと混ぜ合わせる。

2 玉ねぎ、きゅうりは1cm角に切る。レタスは細切りにして、トマトはヘタと種を取り除いて1cm角に切る。

3 フライパンにサラダ油を熱してにんにく、玉ねぎを入れて中火で炒める。しんなりとしたら合いびき肉を加え、火が通ったらAを加えて、汁けがなくなるまで炒め合わせる。

4 弁当箱に1を詰めて、2のレタス、3、きゅうり、トマト、ピザ用チーズの順に盛る。

しっかり食べても低糖質
鶏の照り焼き弁当

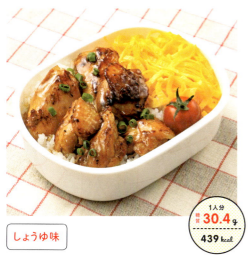

しょうゆ味

1人分 糖質 30.4g ／ 439kcal

材料（2人分）

ごはん …………… 150g
しらたき（アク抜き不要のもの）
　………………… 150g
鶏もも肉 ……… 1枚(200g)
卵 ………………… 1個
A｜しょうゆ、みりん
　｜　………… 各大さじ1
　｜しょうが（すりおろし）
　｜　……………… 1片分
B｜塩 ……………… 少々
　｜水溶き片栗粉 … 小さじ1
サラダ油 ………… 大さじ1
小ねぎ（小口切り）…… 適量
プチトマト ………… 2個

作り方 ⏱18分

1 しらたきはみじん切りにし、フライパンに入れてから炒りしたら、ごはんと混ぜ合わせる。

2 鶏もも肉は余分な脂身を除いてひと口大に切り、ポリ袋に入れてAを加えてよくもみ込む。卵はボウルに溶きほぐしてBを加えて混ぜる。

3 フライパンに半量のサラダ油を弱中火で熱して、2の溶き卵を流し入れる。フライパン全体に卵液が広がるように回して、表面が乾いてきたら裏返して30秒ほど焼く。取り出して、粗熱がとれたら細切りにする。

4 フライパンに残りの油を熱して、2の鶏肉を中火で両面にこんがりと焼き色がつくまで焼く。

5 弁当箱に1を詰めて、その上に3、4をのせて小ねぎを散らす。空いているスペースにプチトマトを添える。

99

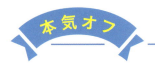

本気オフ

かわいくてボリューム満点
3色のっけ弁当

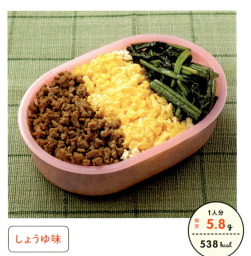

しょうゆ味

1人分 糖質 5.8g / 538 kcal

材料（2人分）
- 木綿豆腐……………400g
- 合いびき肉…………200g
- 卵………………………2個
- ほうれん草………… 1/2束
- サラダ油………… 小さじ2
- A ┌ しょうゆ、酒、みりん
　　│　　　　　　 各大さじ1
　　└ コチュジャン…小さじ1/2
- B ┌ 牛乳………………大さじ1
　　└ 塩…………………少々
- C ┌ しょうゆ、ごま油
　　│　　　　　　 各小さじ1/2
　　└ 塩…………………少々

作り方 ⏱20分

1 木綿豆腐はペーパータオルで包み、耐熱容器に入れて電子レンジ（600W）で3分加熱して、水けをきる。フライパンに崩し入れ、中火でから炒りする。

2 フライパンに半量のサラダ油を熱して、合いびき肉を入れて中火で炒める。肉に火が通ったら**A**を加えて、汁けがなくなるまで炒める。

3 ボウルで卵を溶きほぐし、**B**を加えて混ぜる。フライパンに残りの油を中火で熱して溶き卵を流し入れ、卵がポロポロになるまで手早くかき混ぜながら加熱する。

4 ほうれん草は塩少々（分量外）を入れたたっぷりのお湯でゆでて冷水にとり、水けを絞る。根元を落として3cm長さに切り、ボウルで**C**とあえる。

5 弁当箱に**1**を詰めて、**2**、**3**、**4**をそれぞれのせる。

牛肉たっぷり、キャベツでモリモリ
ピリ辛焼き肉弁当

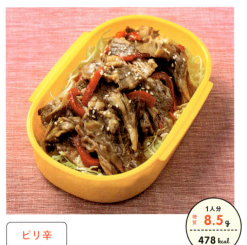

ピリ辛

1人分 糖質 8.5g / 478 kcal

材料（2人分）
- キャベツ………………6枚
- 牛カルビ肉（焼肉用）…200g
- まいたけ………………1パック
- パプリカ（赤）………… 1/4個
- 塩、こしょう………各少々
- サラダ油………… 大さじ1/2
- A ┌ しょうゆ……大さじ1・1/2
　　│ 酒……………… 大さじ1
　　│ 砂糖…………大さじ1/2
　　└ 豆板醤………小さじ1/2
- 白いりごま………………適量

作り方 ⏱15分

1 牛カルビ肉は塩、こしょうをふる。まいたけはほぐし、パプリカはヘタと種を除いて半分長さの細切り、キャベツはせん切りにする。

2 フライパンにサラダ油を熱して、**1**の牛肉を中火で炒める。肉に火が通ったら、まいたけとパプリカを加えてさっと炒め、混ぜ合わせた**A**を加えて汁けがなくなるまで炒める。

3 弁当箱に**1**のキャベツを詰めて、**2**をのせて白いりごまをふる。

サブおかず
野菜・きのこ・大豆製品・乳製品・卵・乾物

4タイプのサブおかずのレシピを紹介します。

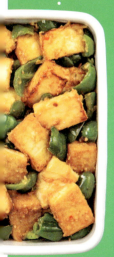

ゆるオフ

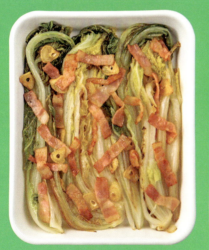

本気オフ

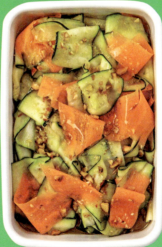

食材ひとつ

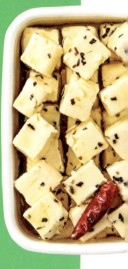

サラダ・マリネ

サブおかず

ブロッコリー

ゆるオフ

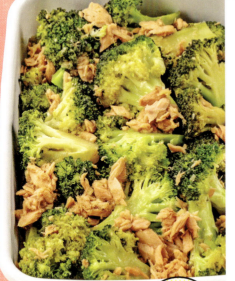

冷蔵 4日 | 冷凍 1か月　しょうゆ味

1人分 糖質 **4.5g** / 138kcal

ツナとめんつゆでうまみたっぷり
ブロッコリーとツナのめんつゆ煮

材料（4人分）
- ブロッコリー……2株（400g）
- ツナ（油漬け缶詰）小2缶（140g）
- A
  - しょうが（みじん切り）…1片分
  - 水……………………大さじ5
  - めんつゆ（3倍濃縮）……大さじ3
  - 酒……………………大さじ2

作り方 🕒 15分
1. ブロッコリーは小房に分ける。
2. フライパンにツナを缶汁ごと入れ、1、Aを加えて弱めの中火にかける。
3. ふたをして、ときどき混ぜながらブロッコリーがやわらかくなるまで煮る。

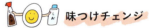 味つけチェンジ

めんつゆ（3倍濃縮）大さじ3
→オイスターソース大さじ3でこっくり味に。

本気オフ

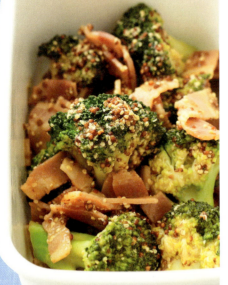

冷蔵 3日 | 冷凍 2週間　スパイシー

1人分 糖質 **1.1g** / 75kcal

粒マスタードの酸味があとをひく
ブロッコリーのマスタードソテー

材料（4人分）
- ブロッコリー……大½株（150g）
- ベーコン………………2枚
- オリーブ油……………大さじ½
- 粒マスタード…………大さじ1½
- 塩、こしょう…………各適量

作り方 🕒 10分
1. ブロッコリーは小房に分けて熱湯でさっとゆでる。ベーコンは1cm幅に切る。
2. フライパンにオリーブ油を熱し、1を炒めて油が回ったら粒マスタードを加えて炒め合わせ、塩、こしょうで味を調える。

OFF 糖質オフポイント

糖質の低いベーコンやオリーブ油で風味を出す。

抗酸化作用が高く、美肌作りにもおすすめ。
さっと加熱して歯ごたえを残すと満腹感がアップ。

100gあたり	
糖質	2.3 g
カロリー	37 kcal

サラダ・マリネ

ピリッとわさびがアクセント
ブロッコリーののりドレあえ

材料（4人分）
- ブロッコリー……大2株(600g)
- 焼きのり……………………4枚
- A
  - だし汁……………………50mℓ
  - しょうゆ、みりん
    ……………………各大さじ2½
  - 白いりごま………大さじ1
  - 練りわさび………小さじ½
  - 塩……………………少々

作り方　⏱10分
1. ブロッコリーは小房に分けて縦半分に切り、1分ほど塩ゆでしてザルにあげる。
2. 焼きのりはさっとあぶり、ちぎってボウルに入れる。Aを加えて、のりがふやけるまでよく混ぜる。
3. 2に1を加えて混ぜ、味をなじませる。

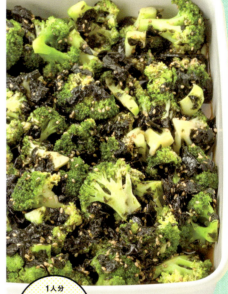

1人分 糖質 5.7 g / 91 kcal
冷蔵 4日 ／ 冷凍 1か月
ピリ辛

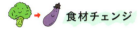 食材チェンジ
ブロッコリー大2株(600g)
→カリフラワー大2株(600g)

食材ひとつ

にんにくの風味が効いている
ブロッコリーの塩炒め

材料（4人分）
- ブロッコリー………2株(400g)
- にんにく（みじん切り）……1片分
- 桜えび（乾燥）………………10g
- ごま油………………………大さじ1
- A
  - 水……………………大さじ1
  - 鶏がらスープの素（顆粒）
    ……………………小さじ1
  - 塩……………………小さじ¼

作り方　⏱10分
1. ブロッコリーは小房に分けて塩ゆでし、ザルにあげて水けをしっかりきる。
2. フライパンにごま油、にんにくを入れて弱火にかける。
3. にんにくの香りが立ったら、1、桜えび、Aを加えてよく炒め合わせる。

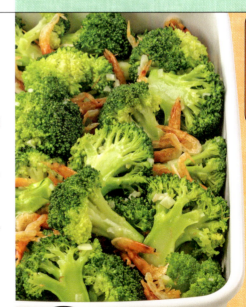

1人分 糖質 1.9 g / 62 kcal
冷蔵 4日 ／ 冷凍 1か月
塩味

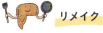 リメイク

少量のごはんとしらたきのみじん切りとともに炒め合わせて糖質オフチャーハンに。

サブおかず

カリフラワー

ゆるオフ

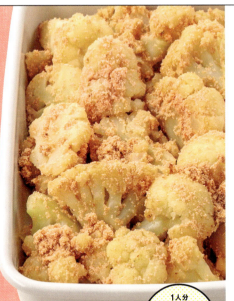

冷蔵 3日 ｜ 冷凍 ×　しょうゆ味

1人分 糖質 2.9g / 80kcal

プチプチ食感がお酒にも合う

カリフラワーの明太炒め

材料（4人分）
- カリフラワー……2株(400g)
- 辛子明太子……2腹
- 酒……大さじ2
- サラダ油……大さじ1
- しょうゆ……小さじ1

作り方 ⏱10分
1. カリフラワーは小房に分けて塩ゆでし、ザルにあげる。
2. 辛子明太子は薄皮を除き、酒と混ぜ合わせる。
3. フライパンにサラダ油を熱して1を炒め、2、しょうゆを加えて炒め合わせる。

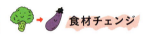 **食材チェンジ**

カリフラワー2株(400g)
→グリーンアスパラガス12本(300g)

本気オフ

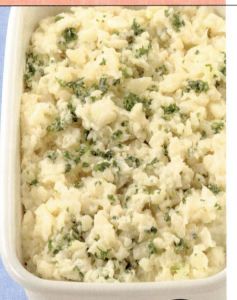

冷蔵 3日 ｜ 冷凍 ×　塩味

1人分 糖質 1.6g / 65kcal

なんにでも合わせやすい万能ディップ

カリフラワーのチーズマッシュ

材料（4人分）
- カリフラワー……大1株(300g)
- クリームチーズ……70g
- 塩……小さじ1/3
- こしょう……少々
- パセリ（みじん切り）……適量

作り方 ⏱10分
1. カリフラワーは小房に分ける。やわらかくゆでてザルにあげ、熱いうちにつぶす。
2. 1にクリームチーズ、塩、こしょうを加えてよく混ぜ、パセリを散らす。

OFF 糖質オフポイント

低糖質で高たんぱくなチーズを加えているので、腹もち◎。

ビタミンCや食物繊維が多く、肌荒れや便秘の解消に役立つ。クセがないので、細かく刻んでごはんと混ぜ合わせて、糖質オフライスにも。

茎まで使って栄養たっぷり！

100gあたり
糖質 **3.2**g
カロリー **28** kcal

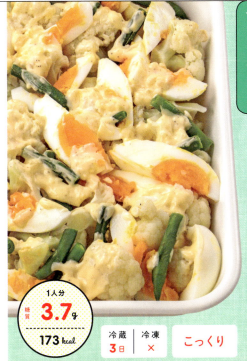

らっきょうを使ってタルタル風に
カリフラワーとゆで卵のサラダ

サラダ・マリネ

材料（4人分）
- カリフラワー……2株（400g）
- ゆで卵……3個
- さやいんげん……6本
- らっきょう（甘酢漬け）……25g
- A
  - マヨネーズ……大さじ4
  - 塩、こしょう……各少々

作り方　⏱ 15分
1. カリフラワーは小房に分け、塩と酢各少々（分量外）を入れた熱湯でゆでる。
2. さやいんげんは熱湯でゆでて3等分に切る。ゆで卵は8等分に切る。
3. らっきょうはみじん切りにしてボウルに入れ、Aと混ぜる。
4. 3に1、2を加えて混ぜ合わせる。

1人分
糖質 **3.7**g
173 kcal

冷蔵 3日 ／ 冷凍 ×　こっくり

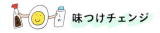 味つけチェンジ

塩、こしょう各少々
→みそ小さじ1でみそマヨに。

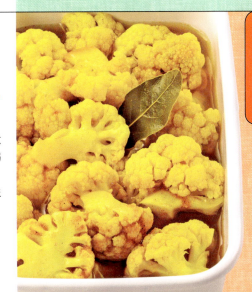

スパイシーだけどさっぱり
カリフラワーのカレーピクルス

食材ひとつ

材料（4人分）
- カリフラワー……2株（400g）
- A
  - 米酢、水……各200mℓ
  - 砂糖……50g
  - カレー粉……大さじ1
  - 塩……小さじ1
  - ローリエ……1枚

作り方　⏱ 10分（+漬け時間30分）
1. カリフラワーは小房に分ける。
2. 鍋にAを入れて火にかけ、煮立ったら1を加え、ふたをして弱火で5分ほど蒸し煮にする。
3. 粗熱をとって冷蔵庫で30分ほど漬ける。

1人分
糖質 **9.9**g
56 kcal

冷蔵 4日 ／ 冷凍 ×　スパイシー

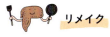 リメイク

刻んだカレーピクルスをゆで卵とマヨネーズと混ぜ合わせ、卵サラダに。

サブおかず

グリーンアスパラガス

ゆるオフ

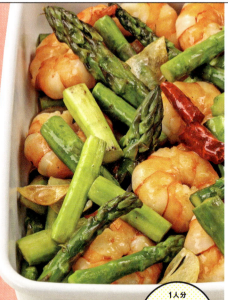

冷蔵 3日 ｜ 冷凍 1か月　ピリ辛

1人分 糖質 2.6g / 84kcal

にんにくと唐辛子を効かせて
アスパラとえびのナンプラー炒め

材料（4人分）
- グリーンアスパラガス ………… 8本(200g)
- ブラックタイガー ………… 8尾
- にんにく（薄切り） ………… 2片分
- 赤唐辛子（種を除く） ………… 1本
- サラダ油 ………… 大さじ1
- A ｜ ナンプラー、みりん、酒 ………… 各大さじ1

作り方 ⏱15分
1. グリーンアスパラガスは根元のかたい部分とはかまを除いて4等分に切る。くるまえびは殻と背わたを除く。
2. フライパンにサラダ油、にんにく、赤唐辛子を入れて弱火にかけ、香りが立ったら1を加えて炒める。
3. Aを加えて炒め合わせる。

OFF 糖質オフポイント
しょうゆやソースに比べてナンプラーは低糖質。風味もつけられる。

本気オフ

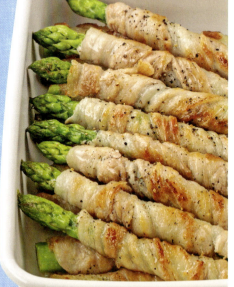

冷蔵 4日 ｜ 冷凍 1か月　塩味

1人分 糖質 1.0g / 311kcal

甘い調味料は使わずシンプルに
豚巻きアスパラ

材料（4人分）
- グリーンアスパラガス ………… 8本(200g)
- 豚バラ薄切り肉 ………… 16枚
- ごま油 ………… 小さじ1
- 塩 ………… 小さじ1/3
- 粗びき黒こしょう ………… 適量

作り方 ⏱20分
1. グリーンアスパラガスは根元のかたい部分とはかまを除いて2等分に切る。
2. 豚バラ薄切り肉に1を1切れずつのせ、らせん状に巻きつけて手でおさえてなじませる。
3. フライパンにごま油を中火で熱し、2の巻き終わりを下にして並べる。全体に焼き色をつけて中まで火を通し、塩、粗びき黒こしょうをふる。

食材チェンジ
豚バラ薄切り肉16枚→ベーコン16枚

疲労回復効果があり、スタミナアップにおすすめ。
さっと湯がいて食感を残すと、満足感を得やすい。

100gあたり
糖質 **2.1**g
カロリー 21 kcal

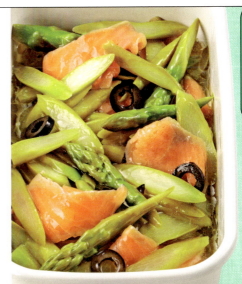

おもてなし感たっぷりのおしゃれ前菜
アスパラとサーモンのマリネ

サラダ・マリネ

材料（4人分）

グリーンアスパラガス
　……………8本（200g）
スモークサーモン ………8枚
黒オリーブ（種抜き）……4個
A ┌ オリーブ油 ……… 大さじ4
　│ 米酢、レモン汁 …各大さじ2
　└ 塩 ……………… 小さじ1/3

作り方 🕐 10分（＋漬け時間30分）

1. グリーンアスパラガスは根元のかたい部分とはかまを除いて4cm幅の斜め切りにする。スモークサーモンは半分に切り、黒オリーブは輪切りにする。
2. **1**のアスパラをゆでてザルにあげ、水けをしっかりきる。
3. ボウルに**A**を混ぜ、**2**が熱いうちに漬ける。粗熱をとって**1**のサーモンとオリーブを加えて混ぜ、冷蔵庫で30分ほど漬ける。

1人分
糖質 **1.7**g
153 kcal

冷蔵 4日 ｜ 冷凍 1か月

さっぱり

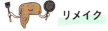 リメイク
オーブントースターでカリッと焼いた油揚げにのせて、カナッペ風に。

濃厚なバジルの香りをつけて
アスパラのバジルマヨあえ

食材ひとつ

材料（4人分）

グリーンアスパラガス
　……………8本（200g）
A ┌ バジルソース（市販）、
　│ マヨネーズ ……各大さじ2
　└ こしょう ……………少々

作り方 🕐 10分

1. グリーンアスパラガスは根元のかたい部分とはかまを除き、4〜5等分の斜め切りにして塩ゆでする。
2. 合わせた**A**で**1**をあえる。

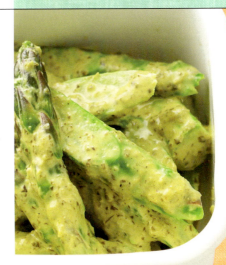

1人分
糖質 **1.4**g
98 kcal

冷蔵 3日 ｜ 冷凍 ×

こっくり

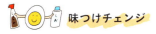 味つけチェンジ
A→塩昆布10gとごま油大さじ1でナムル風に。

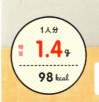

サブおかず

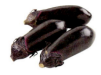 # なす

ゆるオフ

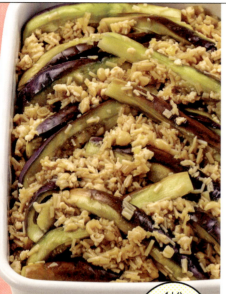

冷蔵 4日 ／ 冷凍 1か月
しょうゆ味

1人分 糖質 **2.9g** / 104kcal

細かく刻んだえのきの歯ごたえがいい
蒸しなすのそぼろあん

材料（4人分）
- なす ……………… 4本（280g）
- 鶏ひき肉 ……………… 150g
- えのきだけ ……………… 1パック
- しょうが（みじん切り）…… 1片分
- サラダ油 ……………… 小さじ1
- A 水 ……………… 大さじ3
 　しょうゆ ……… 大さじ1½
 　酒 ……………… 大さじ1
 　砂糖 ……………… 小さじ1

作り方 🕒 15分

1. なすはヘタを落として縞目に皮をむく。1本ずつラップで包み、電子レンジ（600W）で3〜4分加熱して、冷めたら縦に食べやすく切る。えのきだけは5mm幅に切る。
2. 鍋にサラダ油を中火で熱し、しょうが、鶏ひき肉、1のえのきを炒め、肉に火が通ったらAを加えて2〜3分煮る。
3. 1のなすに2を混ぜ合わせる。

OFF 糖質オフポイント
糖質の低い鶏ひき肉でボリュームを足して、味の深みもアップ。

本気オフ

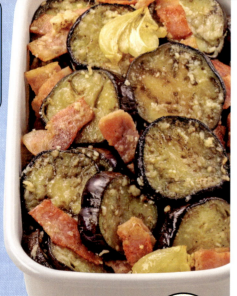

冷蔵 3日 ／ 冷凍 1か月
塩味

1人分 糖質 **2.3g** / 188kcal

ベーコン＆チーズのコクうまコンビ
なすのガーリックチーズソテー

材料（4人分）
- なす ……………… 4本（280g）
- ベーコン ……………… 4枚
- にんにく ……………… 1片
- オリーブ油 ……………… 大さじ3
- 粉チーズ ……………… 大さじ2
- 塩、こしょう ……………… 各少々

作り方 🕒 15分

1. なすはヘタを落として5mm幅の輪切りにし、水にさらして水けをきる。ベーコンは1cm幅に切り、にんにくは包丁の腹でつぶす。
2. フライパンにオリーブ油、にんにくを弱火で熱し、香りが立ったらにんにくを取り出してなす、ベーコンを加えて炒める。
3. なすに火が通ったら粉チーズ、塩、こしょうで味を調え、にんにくをもどし入れて炒め合わせる。

リメイク
しらたきとケチャップで炒めて、糖質オフナポリタンに。

108

カリウムが豊富でむくみ改善に役立つ。
他の食材のうまみを吸収しやすいので、肉などと合わせると味わい深くなる。

100gあたり
糖質 **2.6g**
カロリー **18kcal**

サラダ・マリネ

焼いたなすと刻んだピーナッツが香ばしい
焼きなすのエスニックサラダ

材料（4人分）
- なす ……………… 4本（280g）
- 紫玉ねぎ ……………… ½個
- 香菜 ……………… 適量
- ピーナッツ ……………… 10g
- A
  - 酢 ……………… 大さじ4
  - ナンプラー ……… 大さじ3
  - 砂糖 ……………… 大さじ1
  - おろしにんにく … 小さじ1
  - 赤唐辛子（小口切り）…1本

作り方 🕒15分
1. なすは魚焼きグリルやオーブントースターで皮がこげるまで焼き、皮をむいて食べやすく手で裂く。
2. 紫玉ねぎは繊維を断ち切るように薄切りにし、水にさらして水けをきる。香菜、ピーナッツは粗く刻む。
3. ボウルに**1**、**2**を入れ、合わせた**A**を加えて混ぜ合わせる。

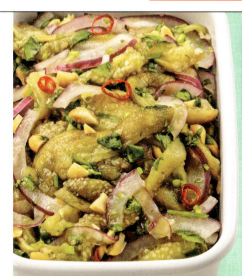

1人分
糖質 **6.9g**
59kcal

冷蔵 4日 ｜ 冷凍 × ｜ さっぱり

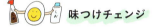 味つけチェンジ

A→レモン汁大さじ2、塩、粗びき黒こしょう各少々、オリーブ油大さじ1でよりさっぱりと。

食材ひとつ

みそとごまのおいしい組み合わせで
なすの鍋しぎ

材料（4人分）
- なす ……………… 3本（210g）
- ごま油 ……………… 大さじ2
- A
  - みそ（あれば赤みそ）、砂糖、酒 ……………… 各大さじ1
  - みりん ……………… 小さじ2
  - しょうゆ ……………… 小さじ½
- 白いりごま ……………… 少々

作り方 🕒15分
1. なすはヘタを落として乱切りにし、水にさらして水けをきる。
2. フライパンにごま油を中火で熱し、**1**の表面に焼き色をつけるようにじっくり炒める。
3. **A**を加え、中火で汁けがなくなるまで炒め煮にし、火を止め、白いりごまをふる。

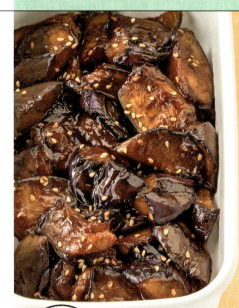

1人分
糖質 **5.3g**
91kcal

冷蔵 4日 ｜ 冷凍 1か月 ｜ みそ味

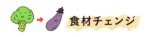 食材チェンジ

なす3本（210g）
→もどした高野豆腐2枚

サブおかず

ピーマン

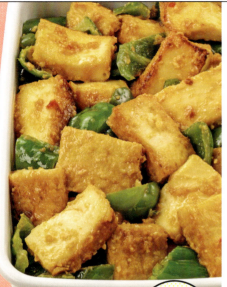

ゆるオフ

厚揚げで食べごたえたっぷり

ピーマンと厚揚げの回鍋肉風

材料（4人分）
- ピーマン……6個（240g）
- 厚揚げ……2枚
- にんにく（みじん切り）……1片分
- ごま油……大さじ2
- A
  - 酒……大さじ4
  - みそ……大さじ2
  - しょうゆ、酢……各小さじ2
  - 砂糖……小さじ1
  - 豆板醤……小さじ½

作り方 ⏱15分

1. ピーマンはヘタと種を除いて乱切り、厚揚げは厚さを半分にして縦半分、横3等分にする。
2. フライパンにごま油を中火で熱して厚揚げをこんがりと焼き、1のピーマン、にんにくを加えて炒める。
3. ピーマンがしんなりしたらAを加えて炒め合わせる。

冷蔵3日 ／ 冷凍× ／ みそ味

1人分 糖質 **4.7g** ／ **248kcal**

OFF 糖質オフポイント
糖質が低く、ボリュームがある厚揚げをたっぷり使ってかさ増しすると◎。

本気オフ

いかの燻製がラー油とよくからむ

ピーマンといかのラー油あえ

材料（4人分）
- ピーマン……6個（240g）
- いかの燻製（市販）……30g
- A
  - しょうゆ……小さじ2
  - ラー油、白いりごま……各小さじ1
- 糸唐辛子……適量

作り方 ⏱5分

1. ピーマンはヘタと種を除いて細切りにし、熱湯で10秒ほどゆで、ザルにあげて水けをきる。いかの燻製は、長ければ切る。
2. ボウルにAを入れて混ぜる。1を加えてあえたら、糸唐辛子を散らす。

冷蔵4日 ／ 冷凍1か月 ／ ピリ辛

1人分 糖質 **2.3g** ／ **40kcal**

リメイク
さっとゆでたえのきだけを麺代わりに混ぜ合わせ、その上に生卵を割ってあえ麺風に。

110

抗酸化作用が高いビタミンCやβカロテンを多く含む。
ピーマンのビタミンCは加熱調理に強いので、炒めものなどにたっぷり使って。

100gあたり
糖質 **2.3**g
カロリー **20**kcal

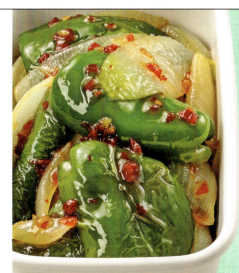

エスニックな甘酸っぱいマリネ
ピーマンのスイートチリマリネ

材料（4人分）

- ピーマン ………… 6個（240g）
- 玉ねぎ …………………… 1/2個
- 揚げ油 …………………… 適量
- A ┌ スイートチリソース
    │ ……………… 大さじ2
    │ レモン汁、しょうゆ、サラダ油
    └ ……………… 各小さじ1

作り方 ⏱ **15分**

1. ピーマンはヘタと種を除いて縦半分に、玉ねぎはくし形に切る。
2. 160℃の揚げ油で**1**を素揚げにする。
3. バットに**A**を混ぜ合わせ、**2**を漬ける。

サラダ・マリネ

1人分
糖質 **7.7**g
113kcal
冷蔵 **4**日 ／ 冷凍 **1**か月
甘酸っぱい

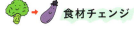
食材チェンジ

ピーマン6個（240g）
→ズッキーニ1 1/2本（300g）

ごまの味わいがやさしい
ピーマンのごまあえ

材料（4人分）

- ピーマン ………… 4個（160g）
- A ┌ 白すりごま ……… 大さじ2
    │ しょうゆ ……… 大さじ1 1/2
    │ 砂糖 ……………… 大さじ1/2
    └ ごま油 …………… 小さじ1

作り方 ⏱ **10分**

1. ピーマンはヘタと種を除いて細切りにし、熱湯でさっとゆでて水けをきる。
2. ボウルに**1**と**A**を入れてあえる。

食材ひとつ

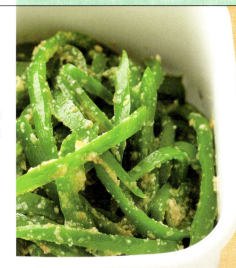

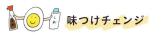
味つけチェンジ

しょうゆ大さじ1 1/2、砂糖大さじ1/2 →オイスターソース大さじ2で中華風に。

1人分
糖質 **2.0**g
43kcal
冷蔵 **3**日 ／ 冷凍 **2**週間
しょうゆ味

111

サブおかず

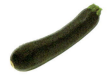

ズッキーニ

ゆるオフ

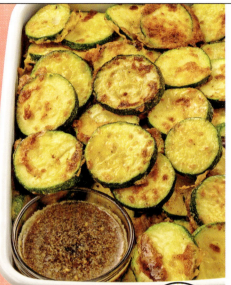

冷蔵3日 ／ 冷凍1か月　しょうゆ味

1人分 糖質 **3.2**g ／ 102kcal

ポン酢しょうゆでさっぱりいただく韓国おかず

ズッキーニのジョン

材料（4人分）
- ズッキーニ……2本（400g）
- 高野豆腐（乾燥）……1枚
- 卵……1個
- 塩、こしょう……各少々
- ごま油……大さじ1
- A ┌ ポン酢しょうゆ……大さじ3
  └ 白すりごま……大さじ1

作り方　⏱15分
1. ズッキーニはヘタを落として5mm幅の輪切りにし、高野豆腐はおろし器ですりおろす。
2. ズッキーニに塩、こしょうをふり、1の高野豆腐をまぶし、溶きほぐした卵にくぐらせる。
3. フライパンにごま油を熱し、2を弱火で両面焼いて火を通す。合わせたAを添える。

🧂 **味つけチェンジ**
A→マヨネーズ大さじ2、コチュジャン小さじ1でこっくりピリ辛に。

本気オフ

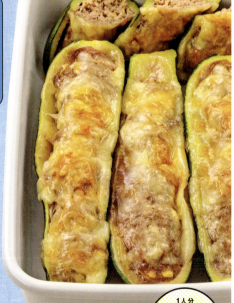

冷蔵3日 ／ 冷凍1か月　塩味

1人分 糖質 **2.3**g ／ 158kcal

香ばしいチーズがとろ〜りとろける

ズッキーニのファルシ

材料（4人分）
- ズッキーニ……2本（400g）
- 合いびき肉……200g
- 塩、こしょう……各少々
- ピザ用チーズ……40g

作り方　⏱25分
1. ズッキーニはヘタを落として縦半分に切り、中をくり抜く。外側に塩をふり、しんなりしたらペーパータオルで水けをふく。
2. 1のくり抜いた中身はみじん切りにし、塩もみして水けを絞る。合いびき肉、塩、こしょうとともにボウルに入れて練り混ぜ、1のズッキーニに詰める。
3. 2にピザ用チーズをのせ、オーブントースターで12〜15分焼く。途中焦げるようならアルミホイルをかぶせる。焼けたら食べやすく切る。

OFF 糖質オフポイント
ファルシは詰めもの料理のこと。糖質の低い合いびき肉を使ってメインにもなるボリュームおかずに。

カロテンやビタミンCが多く、風邪の予防や美肌効果がある。
さっと炒めたり、やわらかく煮込んで、食感の違いを楽しんで。

100gあたり
糖質 **2.3**g
カロリー **16**kcal

サラダ・マリネ

ふんわり見た目もかわいいさっぱりサラダ
ズッキーニのリボンサラダ

材料（4人分）

- ズッキーニ ……… 2本（400g）
- にんじん ……………… ½本
- アーモンド ……………… 6粒
- 塩 ……………………… 少々
- A
  - オリーブ油 ……… 大さじ4
  - レモン汁 ………… 大さじ2
  - 塩 ……………… 小さじ¼
  - こしょう ………………… 少々

作り方 🕐 **10分**

1. ヘタを落としたズッキーニ、皮をむいたにんじんはピーラーで薄切りにして塩をふり、しんなりしたら水けをふく。アーモンドは細かく刻む。
2. 1と合わせたAをボウルに入れ、混ぜ合わせる。

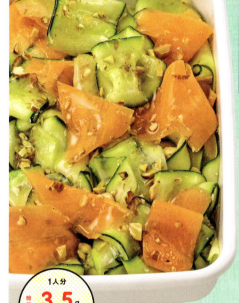

1人分
糖質 **3.5**g
143 kcal
冷蔵 3日 ｜ 冷凍 ×
さっぱり

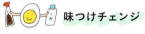
味つけチェンジ

A→プレーンヨーグルト大さじ2、塩こうじ小さじ2、粗びき黒こしょう少々でよりさっぱりと。

食材ひとつ

じっくり焼いたチーズ入りの衣が香ばしい
ズッキーニのチーズピカタ

材料（4人分）

- ズッキーニ ……… 1本（200g）
- 塩 ……………………… 少々
- 小麦粉 ………………… 適量
- オリーブ油 …………… 小さじ2
- A
  - 溶き卵 …………… 1個分
  - 粉チーズ ………… 大さじ2

作り方 🕐 **10分**

1. ズッキーニはヘタを落として1.5cm幅の輪切りにする。塩をふって水けをふき、小麦粉を薄くまぶす。
2. フライパンにオリーブ油を中火で熱し、合わせたAに1をくぐらせて入れ、両面こんがりと焼き色がつくまで弱火で焼く。

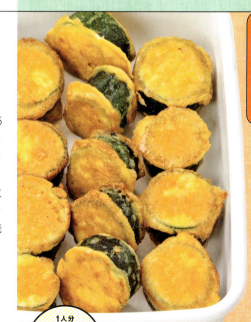

1人分
糖質 **2.9**g
66 kcal
冷蔵 4日 ｜ 冷凍 1か月
こっくり

リメイク

カレーや糖質オフ麺にトッピングする。とくにトマトベースのソースのものと相性ばつぐん。

サブおかず

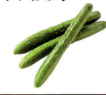

きゅうり

ゆるオフ

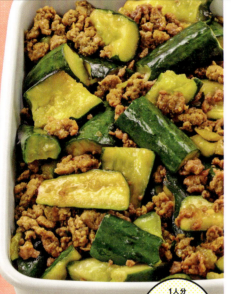

冷蔵 3日 ｜ 冷凍 ×　甘辛

1人分 糖質 **3.5**g　123kcal

炒めたきゅうりのおいしさが新鮮
きゅうりとひき肉のオイスター炒め

材料（4人分）

きゅうり ……………… 3本（300g）
豚ひき肉 ……………………… 150g
にんにく（みじん切り） …… 1片分
塩 ……………………………… 小さじ½
サラダ油 ……………………… 小さじ2
A ┌ オイスターソース … 大さじ2
　├ 酒 ………………… 大さじ1
　└ しょうゆ ………… 小さじ1

作り方 15分

1 きゅうりは3〜4等分長さに切ってポリ袋に入れ、めん棒などでたたく。塩をふってペーパータオルで水けをふく。
2 フライパンにサラダ油、にんにくを入れて弱火にかける。香りが立ったら豚ひき肉を入れて、火が通るまで中火で炒める。
3 1を入れてさらに炒め、Aを加えて炒め合わせる。

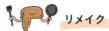

リメイク

キャベツのみじん切りを混ぜ合わせたごはんにかけて、目玉焼きをのせて糖質オフガパオライス風に。

本気オフ

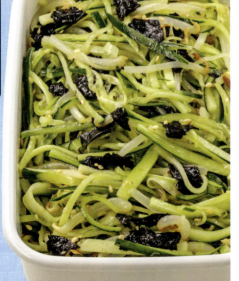

冷蔵 3日 ｜ 冷凍 ×　塩味

1人分 糖質 **2.2**g　82kcal

磯の風味香るあっさり味
きゅうりともやしののりナムル

材料（4人分）

きゅうり ……………… 3本（300g）
もやし ………………………… 1袋
焼きのり ……………………… 1枚
A ┌ ごま油 …………… 大さじ2
　├ 白いりごま ……… 大さじ1
　└ 塩 ………………… 小さじ⅔

作り方 10分

1 きゅうりはせん切りにする。
2 もやしは耐熱容器に入れて、ラップをして電子レンジ（600W）で4分加熱し、ザルにあげて冷ます。
3 ボウルに1、2、ちぎった焼きのりを合わせ、Aを加えてあえる。

OFF 糖質オフポイント

糖質が少ない焼きのりを加えて味わい深く。

成分のほとんどが水分で、利尿作用がある食材。
生で食べるのが定番だが、さっと炒めると日持ちする。

100gあたり	
糖質	1.9 g
カロリー	13 kcal

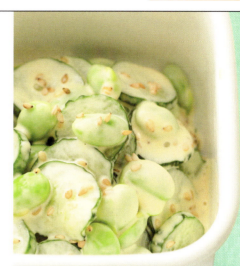

しょうゆを入れてちょっぴり和風に
きゅうりと枝豆のサラダ

サラダ・マリネ

材料（4人分）
- きゅうり……………2本（200g）
- ゆで枝豆（冷凍/むき）……80g
- 塩……………………小さじ1/3
- A マヨネーズ…………大さじ4
  　しょうゆ……………大さじ1
- 白いりごま……………大さじ1

作り方　⏱10分
1. きゅうりは小口切りにする。塩をふって軽くもみ、水けが出たらしっかりと絞る。
2. ボウルに1、ゆで枝豆、A、白いりごまを入れてあえる。

1人分
糖質 **1.9 g**
138 kcal

冷蔵	冷凍
3日	×

こっくり

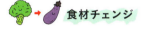

食材チェンジ

きゅうり2本（200g）
→キャベツ1/4玉（200g）

梅干しの酸味がほどよくさっぱり
きゅうりの梅おかかあえ

食材ひとつ

材料（4人分）
- きゅうり……………4本（400g）
- 梅干し…………………4個
- A かつお節………………1袋
  　しょうゆ……………小さじ2

作り方　⏱10分
1. きゅうりは乱切りにする。
2. 梅干しは、種を除いて包丁でたたく。
3. ボウルに1と2、Aを入れてよくあえる。

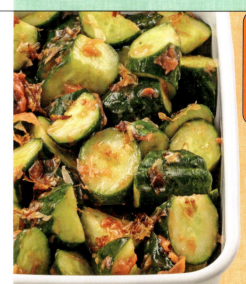

1人分
糖質 **3.3 g**
23 kcal

冷蔵	冷凍
3日	×

さっぱり

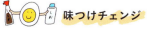

味つけチェンジ

梅干し4個→青じそのせん切り4枚、しょうゆ小さじ2→ポン酢しょうゆ小さじ2でよりさっぱりに。

サブおかず

セロリ

ゆるオフ

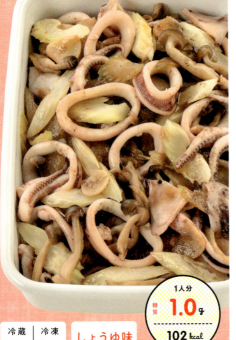

1人分 糖質 **1.0**g / 102 kcal

冷蔵 3日 ｜ 冷凍 1か月 ｜ しょうゆ味

いかのうまみとセロリの香味がよく合う
セロリといかのガーリック炒め

材料（4人分）

セロリ ……………… 2本（200g）
するめいか ……………… 1杯
しめじ ……………… 1パック
にんにく（薄切り）……… 2片分
オリーブ油 ……………… 大さじ2
酒、しょうゆ ……… 各大さじ1
塩、こしょう ……………… 各少々

作り方 🕙 10分

1 セロリはすじを除いて斜め薄切りに、しめじは石づきを落とし、小房に分ける。するめいかは胴は輪切り、足とえんぺらは食べやすく切る。
2 フライパンにオリーブ油とにんにくを中火で熱し、香りが立ったら1を加えてさっと炒め合わせる。
3 酒、しょうゆを回しかけ、塩、こしょうで味を調える。

 リメイク

厚揚げと炒め合わせてボリュームおかずに。

本気オフ

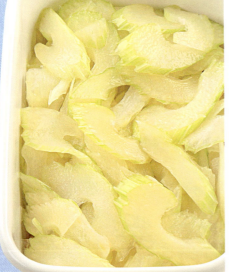

1人分 糖質 **1.4**g / 11 kcal

冷蔵 3日 ｜ 冷凍 × ｜ さっぱり

ナンプラーでアジアンテイストに
セロリのあっさりあえ

材料（4人分）

セロリ ……………… 2本（200g）
A｜レモン汁、ナンプラー
　　　 ……………… 各大さじ2
　｜砂糖 ……………… 小さじ½

作り方 🕙 10分（＋漬け時間10分）

1 セロリはすじを除き、斜め薄切りにする。
2 ボウルにAを入れ、砂糖が溶けるまでよく混ぜる。
3 2に1を加えて混ぜ合わせ、10分ほどおいて味をなじませる。

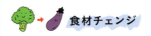 食材チェンジ

セロリ2本（200g）→アボカド2個

茎には食物繊維、葉にはカロテンが多く含まれているので、余すところなく使いたい食材。香りをいかして、味つけをシンプルに。

100gあたり	
糖質	1.3 g
カロリー	12 kcal

はちみつのやさしい甘さが野菜の味を引き立てる
セロリのハニーマリネ

サラダ・マリネ

材料（4人分）
- セロリ ……… 2本（200g）
- にんじん ……… 1/2本
- きゅうり ……… 1本
- A
  - 酢、水 ……… 各150mℓ
  - はちみつ ……… 小さじ2
  - 塩 ……… 小さじ2/3
  - ローリエ ……… 1枚
  - 黒こしょう（ホール）… 少々

作り方　⏱10分（+漬け時間ひと晩）
1. セロリはすじを除き、5cm長さの棒状に切る。皮をむいたにんじん、きゅうりも同様に切る。
2. 鍋にAを入れて、ひと煮立ちさせる。
3. 保存容器に1を入れ、2を注いでひと晩おく。

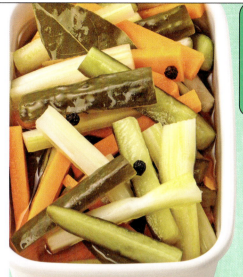

 糖質オフポイント

はちみつは甘みを少量加える程度で、さっぱりと仕上げる。

1人分　糖質 3.7 g　25 kcal　冷蔵 5日　冷凍 ×　甘酸っぱい

さわやかな香りを味わう
セロリのきんぴら

食材ひとつ

材料（4人分）
- セロリ ……… 大3本（360g）
- A
  - しょうゆ、みりん ……… 各小さじ4
- 白いりごま、サラダ油 ……… 各大さじ2

作り方　⏱10分
1. セロリの茎はすじを除いて斜め薄切りに、葉はざく切りにする。
2. フライパンにサラダ油を熱し、1を炒める。
3. 全体に油が回ったらAを加えて炒め、白いりごまを加えて全体を混ぜ合わせる。

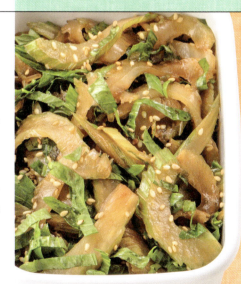

1人分　糖質 2.6 g　97 kcal　冷蔵 3日　冷凍 1か月　甘辛

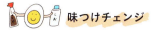 味つけチェンジ

しょうゆ小さじ4
→みそ小さじ4でこっくり味に。

サブおかず もやし

ゆるオフ

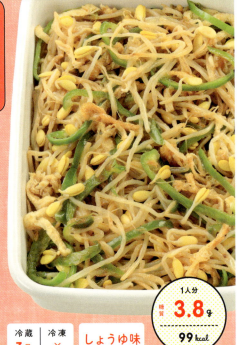

冷蔵 3日 ／ 冷凍 ×　しょうゆ味
1人分　糖質 **3.8g**　**99 kcal**

豆もやしのコリコリ食感をいかして
もやしのチンジャオロースー

材料（4人分）

- 豆もやし……………2袋（400g）
- 油揚げ………………………1枚
- ピーマン……………………3個
- しょうが（みじん切り）、にんにく（みじん切り）……………各1片分
- サラダ油……………………大さじ1
- A
  - しょうゆ……………大さじ1½
  - 酒……………………大さじ1
  - 片栗粉………………小さじ2
  - 砂糖…………………大さじ½
  - 塩……………………小さじ⅓

作り方　⏱10分

1. ピーマンはヘタと種を除いて細切り、油揚げは横半分に切り、細切りにする。
2. フライパンにサラダ油としょうが、にんにくを熱し、香りが立ったら**1**を入れて炒める。
3. 油がなじんだら豆もやしを加えてさっと炒め、合わせた**A**を加えて味を調える。

本気オフ

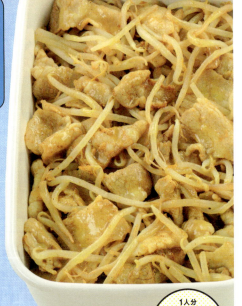

冷蔵 3日 ／ 冷凍 ×　スパイシー
1人分　糖質 **2.4g**　**279 kcal**

豚のうまみをもやしにからめて
もやしと豚肉のカレー炒め

材料（4人分）

- もやし………………2袋（400g）
- 豚バラ薄切り肉……………250g
- オイスターソース……小さじ1
- 塩、こしょう………………各少々
- サラダ油……………………大さじ1
- A
  - 酒……………………大さじ½
  - カレー粉……………小さじ2
  - 鶏がらスープの素（顆粒）……………………小さじ1

作り方　⏱15分

1. 豚バラ薄切り肉は3cm幅に切り、**A**で下味をつける。
2. フライパンにサラダ油の半量を中火で熱し、もやしがしんなりするまで炒めて取り出す。
3. 残りのサラダ油を入れて中火で熱し、肉に火が通るまで炒める。**2**、オイスターソースを加えて炒め合わせ、塩、こしょうで味を調える。

味つけチェンジ

サラダ油大さじ1と**A**
→ごま油大さじ1、中華スープの素（顆粒）小さじ1、酒大さじ½で中華風に。

美肌を保つビタミンCや便秘改善に役立つ食物繊維が多い。
安価で手に入りやすいので、料理のかさ増しにおすすめ。

> 野菜の中でも
> ヘルシーで
> 糖質も少なめ

100gあたり
糖質 **1.3**g
カロリー **15**kcal

サラダ・マリネ

鮮やかな色合いのエスニックサラダ
豆もやしのヤムウンセン

材料（4人分）

豆もやし	1袋(200g)
きゅうり	1本
にんじん	¼本
塩	少々
A 桜えび	8g
赤唐辛子(小口切り)	½本分
酢	大さじ1½
ナンプラー、サラダ油	各小さじ2
おろししょうが	小さじ½
塩、こしょう	各少々
ピーナッツ	45g

作り方 🕐 **15分**

1 ボウルに**A**を入れてよく混ぜる。
2 豆もやしは熱湯で3分ほどゆでてザルにあげ、しっかり水けをきって熱いうちに**1**に加えてあえる。
3 きゅうり、皮をむいたにんじんはせん切りにして塩もみをする。
4 **2**の粗熱がとれたら、**3**、砕いたピーナッツを加えてあえる。

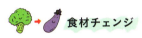 **食材チェンジ**

豆もやし1袋(200g)
→切り干し大根(乾燥)30g

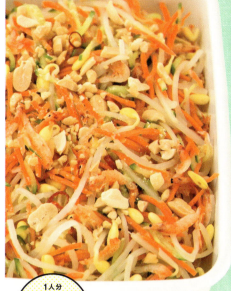

1人分
糖質 **2.6**g
116kcal

冷蔵 3日 ／ 冷凍 ×　**さっぱり**

食材ひとつ

シンプルながらも桜えびで深みのある味わいに
無限もやし

材料（4人分）

もやし	2袋(400g)
桜えび(乾燥)	大さじ2
にんにく(みじん切り)	1片分
ごま油	大さじ1
オイスターソース	大さじ½
塩、粗びき黒こしょう	各少々

作り方 🕐 **5分**

1 桜えびは細かく刻む。
2 フライパンにごま油、にんにく、**1**を弱火で熱し、香りが立ったらもやしを入れて炒める。
3 オイスターソースを加えて炒め合わせ、塩、粗びき黒こしょうで味を調える。

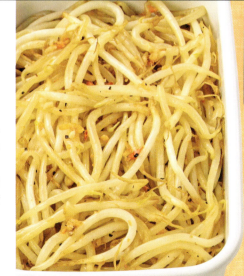

 リメイク

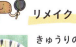 きゅうりのせん切り、ハムとあえて中華風サラダに。

1人分
糖質 **1.8**g
49kcal

冷蔵 3日 ／ 冷凍 ×　**こっくり**

サブおかず

豆苗

ゆるオフ

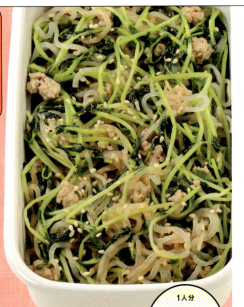

冷蔵 3日 / 冷凍 ×
こっくり
1人分 糖質 3.1g / 150kcal

麺の代わりにしらたきでヘルシーに
豆苗とひき肉のビーフン風

材料（4人分）

豆苗 ……………… 2パック（200g）
豚ひき肉 ……………………… 150g
しらたき（アク抜き不要のもの）
　……………………………… 400g
にんにく（みじん切り）、
しょうが（せん切り）
　………………………… 各1片分
サラダ油 ………………… 大さじ1
A ┌ 酒 …………………… 大さじ3
　│ 鶏がらスープの素（顆粒）
　└ ………………………… 大さじ½
オイスターソース、しょうゆ
　…………………………… 各大さじ1
白いりごま ………………………… 適量

作り方 ⏱ **20分**

1 豆苗は根元を落とす。しらたきは10cm長さに切る。
2 フライパンにサラダ油、にんにく、しょうがを中火で熱し、香りが立ったら1のしらたきを炒める。水分がとんだら、豚ひき肉を入れて火が通るまで炒める。
3 A、1の豆苗を加えて炒め合わせ、オイスターソース、しょうゆで味を調えて白いりごまをふる。

本気オフ

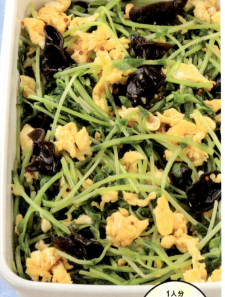

冷蔵 3日 / 冷凍 ×
スパイシー
1人分 糖質 1.6g / 136kcal

ふんわり卵にきくらげの歯ごたえがアクセント
豆苗と卵のマスタード炒め

材料（4人分）

豆苗 ……………… 2パック（200g）
卵 ……………………………… 2個
きくらげ（乾燥）……………… 3g
塩 ……………………………… 少々
ごま油、サラダ油 …… 各大さじ1
A ┌ 酢、しょうゆ、ごま油
　│ ………………………… 各大さじ1
　└ 粒マスタード …… 小さじ⅔

作り方 ⏱ **15分**

1 豆苗は根元を落として半分の長さに切る。鍋に湯を沸かしてさっとゆで、ザルにあげて水けをきり、塩、ごま油をまぶしておく。
2 きくらげは水でもどし、石づきを落とす。
3 フライパンにサラダ油を中火で熱し、溶きほぐした卵を入れて半熟状の炒り卵を作り、1、2を加える。豆苗がしんなりしたらAを加えて全体を混ぜる。

食材チェンジ
卵2個→鶏ささみ4本

120

ビタミンCが豊富で免疫力アップや美肌作りに役立つ。炒めものや汁ものの彩りに使いやすく、熱湯にさっとくぐらせると、色鮮やかさをキープできる。

100gあたり
糖質 **2.6**g
カロリー **27**kcal

サラダ・マリネ

シャキシャキ食感に辛子がアクセント
豆苗とツナの和風サラダ

材料（4人分）

豆苗	1パック（100g）
ツナ（油漬け缶詰）	小½缶（35g）
玉ねぎ	⅙個
ひじき（乾燥）	10g
塩	少々
A オリーブ油	大さじ1
酢、しょうゆ	各小さじ2
砂糖、練り辛子	各小さじ½
白いりごま	大さじ1

作り方 ⏱10分

1. 豆苗は根元を落として半分の長さに切り、軽く塩もみをしてしんなりとしたら水けを絞る。玉ねぎは繊維にそって薄切りにし、水にさらして水けをきる。
2. ひじきはさっと洗ってたっぷりの水でもどし、水けをきる。
3. ボウルにAを混ぜ合わせ、1、2、缶汁をきったツナを加えてあえ、白いりごまをふる。

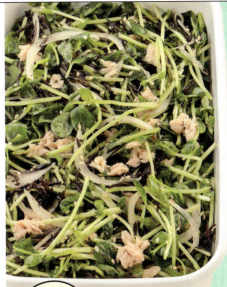

1人分 糖質 **1.9**g / **79**kcal
冷蔵 3日 ／ 冷凍 ×
ピリ辛

味つけチェンジ
A→粉チーズ大さじ3、オリーブ油大さじ2、酢大さじ1、塩、こしょう各少々でこっくり味に。

食材ひとつ

やみつきになるにんにく風味
豆苗のナムル

材料（4人分）

豆苗	2パック（200g）
A にんにく（すりおろし）	2片分
ごま油	大さじ2
鶏がらスープの素（顆粒）	小さじ1
塩	ひとつまみ
こしょう	少々

作り方 ⏱5分

1. 豆苗は根元を落として半分の長さに切る。
2. 耐熱容器に1を入れ、ラップをして電子レンジ（600W）で1分加熱する。
3. 熱いうちにAを加えてあえる。

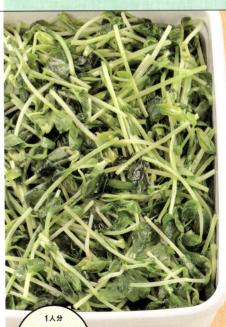

1人分 糖質 **1.6**g / **72**kcal
冷蔵 3日 ／ 冷凍 ×
塩味

OFF 糖質オフポイント
にんにくで味わい深くすることで、調味料を少なめに。

サブおかず

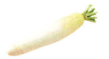

大根

ゆるオフ

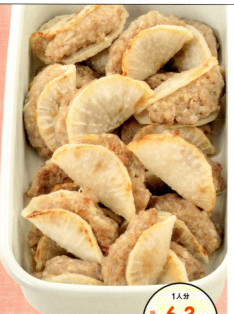

冷蔵 4日 / 冷凍 1か月　ピリ辛
1人分 糖質 6.3g / 254kcal

シャキっと食感が楽しい変わりぎょうざ
ピリ辛大根ぎょうざ

材料（4人分）
- 大根 …………… ½本(500g)
- 豚ひき肉 ………………… 300g
- 塩 ………………… 小さじ1
- A
  - 長ねぎ(みじん切り)…10cm分
  - しょうが(みじん切り)…1片分
  - 片栗粉 ……………… 大さじ1
  - ごま油 ……………… 大さじ½
  - しょうゆ、豆板醤
    ……………… 各小さじ1
  - こしょう ……………… 少々
- 片栗粉 …………………… 適量
- サラダ油 ……………… 大さじ2

作り方 ⏱20分

1. 大根は皮をむいて薄く輪切りにする。塩小さじ½をふり、水けが出たらペーパータオルでよくふき取る。
2. ボウルに豚ひき肉と塩小さじ½を入れて、粘りが出るまでよく練り混ぜ、Aを加えてよく混ぜる。1の片面に片栗粉をふり、等分にした肉ダネをのせ、半分に折ってぎょうざの形にする。
3. フライパンにサラダ油を中火で熱し、2を並べて上から落としぶたをして焼き色がつくまで焼き、裏返して中まで火を通す。

本気オフ

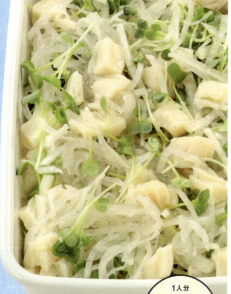

冷蔵 3日 / 冷凍 ×　さっぱり
1人分 糖質 3.3g / 117kcal

ほたてのうまみがしみわたる
大根とほたてのあえもの

材料（4人分）
- 大根 ………… 小 ½本(350g)
- ほたて(水煮缶詰) ……1缶(70g)
- 貝割れ大根 …………… 1パック
- 塩 ………………… 小さじ⅓
- A
  - ほたての缶汁 …… 大さじ2
  - 酢 ……………… 大さじ4½
  - サラダ油 ……… 大さじ3
  - にんにく(すりおろし)…½片分
  - 塩 ……………… 小さじ½
- こしょう ……………… 少々

作り方 ⏱15分

1. 大根は皮をむいて5cm長さのせん切りにし、塩をふってしんなりしたら水けを絞る。貝割れ大根は根元を切り落として半分長さに切る。
2. ボウルにAを混ぜ合わせたら、缶汁をきったほたて、1を加えて全体を混ぜ合わせ、こしょうをふる。

OFF 糖質オフポイント
ほたての缶汁の味わいをいかして、調味料は最小限に。

含まれている酵素が胃腸の消化を助ける働きをもつ。
繊維に沿ってシャキシャキ感を残したり、じっくり煮てやわらかくしてもおいしい。

100gあたり	
糖質	**2.8**g
カロリー	**15**kcal

サラダ・マリネ

カリカリじゃこがアクセント
大根とじゃこのサラダ

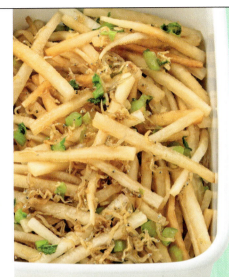

材料（4人分）
- 大根……………… 1/2本（500g）
- ちりめんじゃこ……………… 20g
- 大根の葉……………… 20g
- ごま油……………… 大さじ3
- A ┌ 酢……………… 大さじ3
　　└ しょうゆ……………… 大さじ2

作り方 ⏱ **15分**

1. 大根は皮をむいて細切りにする。大根の葉は短めのざく切りにしてさっとゆでて冷まし、水けを絞る。
2. フライパンにちりめんじゃこ、ごま油を入れて中火で炒め、カリッとしたら火を止めてAを加える。
3. 2が熱いうちに1に加えてよくあえる。

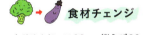 **食材チェンジ**
ちりめんじゃこ20g→桜えび20g

| 1人分 糖質 **3.6**g / **123**kcal | 冷蔵 3日 | 冷凍 × | しょうゆ味 |

食材ひとつ

中はやわらかく表面は香ばしい
大根バターしょうゆステーキ

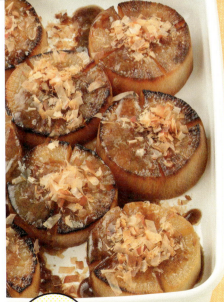

材料（4人分）
- 大根……………… 1/2本（500g）
- 塩……………… 小さじ1/4
- A ┌ しょうゆ、みりん…… 各50mℓ
- サラダ油……………… 大さじ1
- B ┌ 水、しょうゆ…… 各大さじ1
- バター……………… 20g
- かつお節……………… 1袋

作り方 ⏱ **40分**（＋漬け時間5分）

1. 大根は8等分の輪切りにして皮をむき、両面に十字の切り込みを入れる。鍋にたっぷりの水と塩を入れて火にかけ、ふたをして30分ほどやわらかくなるまでゆでる。
2. バットにAを合わせて1を5分ほど漬ける。
3. フライパンにサラダ油を中火で熱し、2の汁けをきって並べ入れる。両面がきつね色になるまで焼き、漬け汁半量とBを加えて煮つめ、大根を取り出す。
4. 熱いうちにバターを溶かし、大根にかけてかつお節をかける。

 味つけチェンジ
バター20g
→ゆずこしょう小さじ2にして、ピリ辛に。

| 1人分 糖質 **7.3**g / **129**kcal | 冷蔵 3日 | 冷凍 1か月 | こっくり |

サブおかず

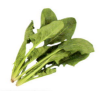
ほうれん草

ゆるオフ

ベーコンのうまみがしみたこっくり味
ほうれん草のクリーム煮

材料（4人分）

ほうれん草	1束（300g）
ベーコン	5枚
牛乳	300mℓ
片栗粉	大さじ1
水	100mℓ
コンソメスープの素（顆粒）	小さじ1
塩、こしょう	各少々

作り方 🕐 10分

1. ほうれん草は熱湯でさっとゆでて水にとり、水けをしっかり絞って3cm長さに切る。ベーコンは1cm幅に切る。
2. 片栗粉に牛乳を少量加えてなめらかになるまでのばしたら、すべての牛乳を合わせる。
3. 鍋に水、コンソメスープの素、1のベーコンを入れて火にかけ、煮立ったら1分ほど煮る。
4. 2を加えて中火で混ぜながら煮て、とろみがついたら1のほうれん草を加えてひと煮立ちさせ、塩、こしょうで味を調える。

冷蔵3日　冷凍3週間　こっくり
1人分 糖質 6.4g　169kcal

リメイク
オムレツにかけて、クリームソースのオムレツに。

本気オフ

バターのコクがたっぷり
ほうれん草としめじのバターソテー

材料（4人分）

ほうれん草	2束（600g）
しめじ	2パック
バター	30g
塩	小さじ½
こしょう	少々

作り方 🕐 10分

1. ほうれん草は根元を落として4〜5cm長さに切る。しめじは石づきを落としてほぐす。
2. フライパンにバターを溶かし、1を入れてふたをして中火にかける。ほうれん草がしんなりしてきたら、塩、こしょうをふって炒め合わせる。

冷蔵3日　冷凍1か月　塩味
1人分 糖質 1.0g　87kcal

OFF 糖質オフポイント
糖質が低いバターでコクを出して、塩、こしょうでシンプルな味つけに。

免疫力を高めるβカロテンを含む食材。生のままだとえぐみが多いので、さっと湯がいてアク抜きするとよい。

野菜の中でも糖質が低め！

100gあたり
糖質 **0.3** g
カロリー **18** kcal

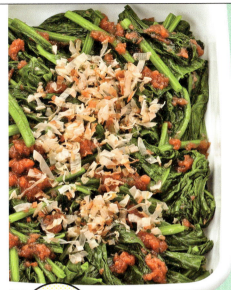

梅おかかでさっぱりいけちゃう
ほうれん草の梅サラダ

材料（4人分）
ほうれん草 ……… 2束（600g）
梅干し ……………………… 4個
だし汁、みりん …… 各大さじ2
かつお節 …………………… 6g

作り方 ⏱ **10分**
1 ほうれん草は塩ゆでし、水にとって水けをしっかり絞り、食べやすく切る。
2 梅干しは種を取り除いて包丁でたたき、だし汁、みりんと混ぜ合わせる。
3 保存容器に **1** を入れて **2**、かつお節をかける。

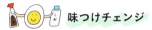 味つけチェンジ

梅干し4個、だし汁、みりん各大さじ2
→ごまだれ（市販）大さじ4、白いりごま適量でこっくりと。

1人分
糖質 **4.2** g
57 kcal

冷蔵 **4日** ｜ 冷凍 **1か月**

さっぱり

サラダ・マリネ

みそとごまのしっかり風味
ほうれん草のごまみそあえ

材料（4人分）
ほうれん草 ……… 1束（300g）
A ┌ 白すりごま …… 大さじ4½
　│ みそ …………… 大さじ1
　│ 鶏がらスープの素（顆粒）
　└ …………………… 小さじ½

作り方 ⏱ **10分**
1 ほうれん草は塩ゆでし、水にとって水けをしっかり絞って2cm長さに切る。**A** は合わせておく。
2 **1** のほうれん草と **A** をさっくりと混ぜ合わせる。

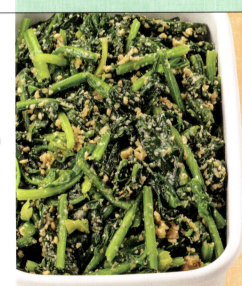

OFF 糖質オフポイント

砂糖を使わず、糖質を大幅にカット。みそやごまの風味で味わい深く。

1人分
糖質 **0.9** g
62 kcal

冷蔵 **3日** ｜ 冷凍 **3週間**

みそ味

食材ひとつ

125

サブおかず

小松菜

ゆるオフ

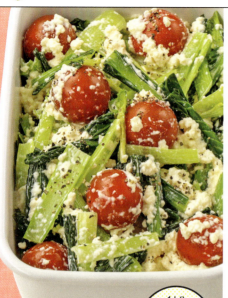

冷蔵 3日 ／ 冷凍 ×　こっくり

1人分　糖質 **1.8g**　170kcal

マヨネーズのコクがおいしい

小松菜とプチトマトの白あえ

材料（4人分）

- 小松菜　…………… 2束（300g）
- 木綿豆腐　………… 1丁（300g）
- プチトマト　………… 小8個
- A
  - マヨネーズ　……… 大さじ3
  - 練り白ごま　……… 大さじ1
  - 塩　……………… 小さじ1/3
- 粗びき黒こしょう　……… 少々

作り方　⏱ 8分

1. 木綿豆腐はペーパータオルに包んで耐熱皿にのせ、ラップをせずに電子レンジ（600W）で3分加熱する。ザルにあげて粗熱をとり、水けをきる。小松菜は塩ゆでし、水にとってしっかり水けを絞り、3cm長さに切る。プチトマトはヘタを除く。
2. 1の豆腐とAをミキサーでなめらかになるまで混ぜる。
3. 再度しっかり水けを絞った小松菜、プチトマトを2に加えてさっくりと混ぜる。粗びき黒こしょうをふる。

OFF 糖質オフポイント

白あえだが砂糖は使わず、マヨネーズでまろやかに仕上げる。

本気オフ

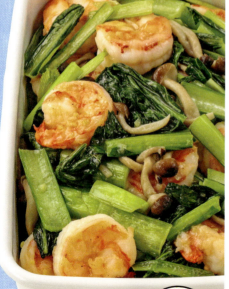

冷蔵 3日 ／ 冷凍 3週間　塩味

1人分　糖質 **1.8g**　89kcal

彩り鮮やかなさっぱり中華

小松菜とえびの中華炒め

材料（4人分）

- 小松菜　…………… 2束（300g）
- ブラックタイガー（殻つき）… 12尾
- しめじ　……………… 1パック
- しょうが（みじん切り）…… 1片分
- ごま油　……………… 大さじ1
- A
  - 酒、片栗粉　…… 各小さじ1
  - 塩、こしょう　…… 各少々
- B
  - 酒　…………… 大さじ1
  - 鶏がらスープの素（顆粒）
    　………………… 小さじ1
  - 塩　…………… 小さじ1/4
  - こしょう　………… 少々

作り方　⏱ 10分

1. ブラックタイガーは殻をむいて背に切り込みを入れ、背わたを除いてAをもみ込む。小松菜は根元を落として4cm長さに切り、しめじは石づきを落として小房に分ける。
2. フライパンにごま油を熱し、1のえびとしょうがを炒める。えびに火が通ったら、小松菜、しめじを加える。油が回ったらBを加えて手早く炒め合わせる。

利尿作用があるカリウムや骨を丈夫にするカルシウムが含まれている。
アクが少ないので、さっと加熱して食感を残すと食べごたえアップ。

> 100gあたり
> 糖質 **0.3**g
> カロリー **13** kcal

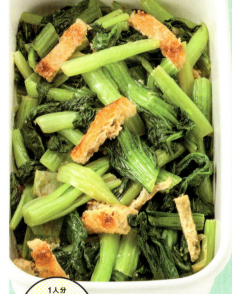

サラダ・マリネ

さわやかな辛みが口の中に広がる
小松菜の辛子サラダ

材料（4人分）
- 小松菜‥‥‥‥‥3束（450g）
- 油揚げ‥‥‥‥‥‥‥‥1枚
- A
  - しょうゆ‥‥‥‥大さじ3
  - みりん‥‥‥‥‥大さじ1
  - 練り辛子‥‥‥‥小さじ2

作り方 ⏱**10分**
1. 小松菜は塩ゆでし、水にとって水けをしっかり絞り、4cm長さに切る。
2. 油揚げはフライパンで両面をカリッと焼き、短冊切りにする。
3. ボウルにAを入れて混ぜ、1、2を加えてあえる。

1人分 糖質 **2.7**g / **60**kcal
冷蔵 **4日** / 冷凍 **1か月** ピリ辛

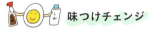 **味つけチェンジ**
練り辛子小さじ2
→梅肉小さじ2にして酸味のあるさっぱり味に。

食材ひとつ

かつお節で味に深みを出して
小松菜の煮びたし

材料（4人分）
- 小松菜‥‥‥‥‥3束（450g）
- A
  - しょうゆ、だし汁‥各大さじ2
  - みりん‥‥‥‥‥大さじ1
- かつお節‥‥‥‥‥‥‥1袋

作り方 ⏱**5分**
1. 小松菜はかために塩ゆでし、水にとって、水けをしっかり絞り、4cm長さに切る。
2. 小鍋にAを入れて煮立てる。沸騰したら火を止めて1を加え、味をなじませたらかつお節をかける。

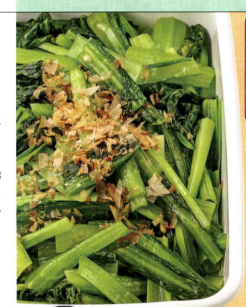

1人分 糖質 **1.6**g / **32**kcal
冷蔵 **3日** / 冷凍 **3週間** しょうゆ味

 リメイク
卵液に混ぜて焼くと、青菜入りの卵焼きに。

127

サブおかず

水菜

ゆるオフ

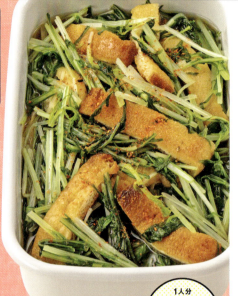

冷蔵3日 / 冷凍× / ピリ辛

1人分 糖質 2.6g / 67kcal

こんがり焼いた油揚げが香ばしい
水菜と油揚げのさっと煮

材料（4人分）

- 水菜 …………… 1束（200g）
- 油揚げ …………… 2枚
- A
  - だし汁 …………… 300mℓ
  - しょうゆ、みりん、酒 …………… 各大さじ1
  - 塩 …………… ひとつまみ
- 七味唐辛子 …………… 少々

作り方 ⏱8分

1. 水菜は根元を落として4cm長さに、油揚げはトースターでこんがりと焼いて1cm幅に切る。
2. 鍋にAを煮立て、1を加えてひと煮立ちさせて火を止め、七味唐辛子をふる。

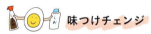 **味つけチェンジ**

七味唐辛子少々
→ゆずの皮少々でさわやかな風味に。

本気オフ

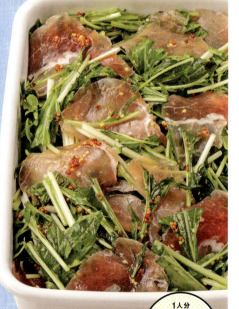

冷蔵3日 / 冷凍× / スパイシー

1人分 糖質 2.0g / 156kcal

シャキシャキ水菜を生ハムで華やかに
水菜と生ハムのマスタードあえ

材料（4人分）

- 水菜 …………… 1束（200g）
- 生ハム …………… 100g
- A
  - オリーブ油 …………… 大さじ3
  - 酢 …………… 大さじ1½
  - 粒マスタード …………… 小さじ1
  - 塩 …………… 小さじ¼
  - こしょう …………… 少々

作り方 ⏱5分

1. 水菜は根元を落として3cm長さに切る。
2. ボウルにAを混ぜ合わせる。1とちぎった生ハムを加えて、よくあえる。

食材チェンジ

水菜1束（200g）
→ルッコラまたはベビーリーフ200g

βカロテンやビタミンCが豊富で、細胞の老化を防ぐ。
塩でもんだり、さっと火を通すと、えぐみがとれて食べやすくなる。

100gあたり	
糖質	2.1g
カロリー	23kcal

サラダ・マリネ

鶏肉としいたけのうまみたっぷり
水菜と鶏肉のごまサラダ

材料（4人分）

水菜	1束（200g）
鶏むね肉	½枚
しいたけ	4枚
塩	少々
酒	小さじ1
A 白すりごま	大さじ2
しょうゆ	大さじ1
砂糖	大さじ½
酒	小さじ2

作り方 ⏱ **20分**

1 水菜は根元を落として3cm長さに切る。鶏むね肉は塩をふる。しいたけは石づきを落とし、薄切りにする。
2 鍋に湯を沸かし、1の水菜、しいたけをさっとゆでて、ザルにあげて水けをきる。その湯に鶏肉、酒を入れて、ごく弱火で10分ほどゆで、火を止めて粗熱をとる。
3 2の鶏肉を食べやすく手で裂き、水菜、しいたけとともにAであえる。

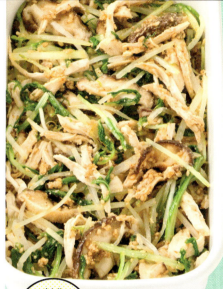

1人分	
糖質	2.3g
	76kcal

冷蔵	冷凍
3日	×

しょうゆ味

食材ひとつ

ごまで風味よく、マヨネーズでまろやかに
水菜のごまマヨネーズ

材料（4人分）

水菜	1束（200g）
A マヨネーズ	大さじ3
白すりごま	大さじ2

作り方 ⏱ **8分**

1 水菜は塩ゆでし、水にとって水けをしっかり絞り、3cm長さに切る。
2 ボウルに1を入れ、Aを加えてさっくりとあえる。

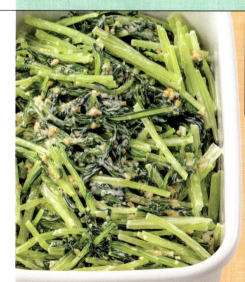

1人分	
糖質	1.0g
	100kcal

冷蔵	冷凍
3日	×

こっくり

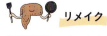 リメイク
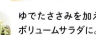
ゆでたささみを加え、ボリュームサラダに。

サブおかず

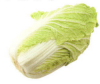

白菜

ゆるオフ

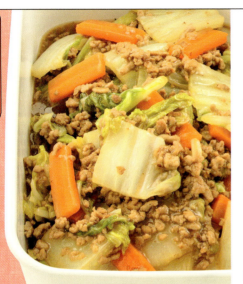

冷蔵 3日 | 冷凍 1か月　こっくり

1人分
糖質 **6.8**g
170 kcal

とろみをつけて、食べごたえアップ
白菜とひき肉のとろみ炒め

材料（4人分）

白菜	1/3株（500g）
豚ひき肉	200g
にんじん	1/3本
ごま油	大さじ1
A 水	20ml
オイスターソース、しょうゆ	各大さじ1
鶏がらスープの素（顆粒）	小さじ1
B 片栗粉、水	各小さじ4

作り方 🕐 10分

1. 白菜はざく切りに、にんじんは皮をむいて、短冊切りにする。
2. フライパンにごま油を中火で熱し、豚ひき肉を入れて、火が通るまでしっかりと炒める。
3. 1のにんじん、白菜を順に加えて炒め、しんなりしたらAを加え、ふたをして軽く煮る。合わせたBを加えてとろみをつける。

本気オフ

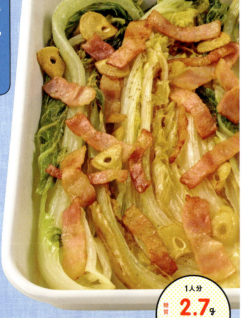

冷蔵 3日 | 冷凍 1か月　塩味

1人分
糖質 **2.7**g
155 kcal

ふっくらやわらかな白菜にうまみを効かせて
白菜のガーリックステーキ

材料（4人分）

白菜	1/4株（400g）
ベーコン	4枚
にんにく（薄切り）	2片分
オリーブ油	大さじ2
A 水	大さじ2
白ワイン	大さじ1
コンソメスープの素（顆粒）	ひとつまみ
塩	小さじ1/3
粗びき黒こしょう	少々

作り方 🕐 15分

1. 白菜は4等分のくし形切りにする。ベーコンは1cm幅に切る。
2. フライパンにオリーブ油と1のベーコン、にんにくを入れ、ベーコンをカリカリに焼いて取り出す。油は残しておく。
3. 同じフライパンに白菜を並べて強火で4〜5分、両面こんがりと焼く。Aを加えてふたをし、弱中火で4分ほど蒸し焼きにする。塩、粗びき黒こしょうをふって2を散らす。

カリウムを含み、余分な塩分の排出を助ける。
旬の冬になると甘みがアップし、
生で食べると芯と葉部分の食感の違いが楽しめる。

100gあたり
糖質 **2.0**g
カロリー **13**kcal

白菜とりんごのサラダ
マヨネーズとヨーグルトでまろやかな味わいに

サラダ・マリネ

材料（4人分）
- 白菜 …………… ¼株（400g）
- りんご ………… 大½個
- A
  - マヨネーズ ……… 大さじ4
  - プレーンヨーグルト ……… 大さじ3
  - 塩、こしょう ……… 各少々
- パセリ（みじん切り）…… 大さじ½

作り方 ⏱8分
1. 白菜は葉と芯に分けて、葉は食べやすく切る。芯は4cm長さの細切りにする。りんごはよく洗って皮つきのまま縦4等分にして芯を除き、5mm幅のいちょう切りにして塩水につける。
2. しっかり水けをきった**1**の白菜とりんごに、**A**を加えて混ぜ、パセリを加えてさっくり混ぜる。

味つけチェンジ
マヨネーズ大さじ4、プレーンヨーグルト大さじ3
→酢、オリーブ油各大さじ2で、洋風に。

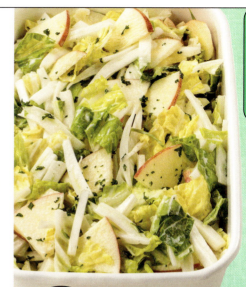

1人分 糖質 **6.8**g / **134**kcal
冷蔵 **3**日 / 冷凍 ×
さっぱり

白菜のゆず風味おひたし
ゆずの風味が決め手

食材ひとつ

材料（4人分）
- 白菜 …………… 小½株（640g）
- ゆず …………… ½個
- A
  - 水 ……………… 200ml
  - めんつゆ（3倍濃縮）……… 100ml

作り方 ⏱10分（+漬け時間30分）
1. 白菜は1枚ずつはがして重ねて、ラップで包んで電子レンジ（600W）で8分加熱する。ザルに広げて冷まし、ざく切りにして水けを絞る。
2. ゆずは果汁を搾り、黄色い外皮はせん切りにする。
3. **1**、**2**を容器に入れ、**A**をかけて30分ほどおいてなじませる。

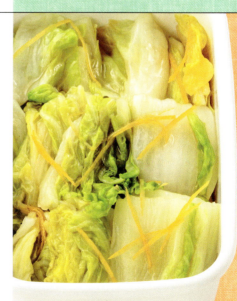

1人分 糖質 **6.6**g / **37**kcal
冷蔵 **3**日 / 冷凍 **1**か月
しょうゆ味

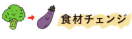
食材チェンジ
白菜小½株（640g）
→水菜2束（400g）

サブおかず

レタス

ゆるオフ

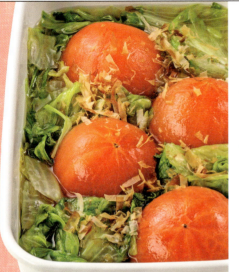

冷蔵 3日 ｜ 冷凍 × ｜ しょうゆ味

1人分 糖質 **6.5**g / 45kcal

トマトの酸味とかつおの風味にしみる
レタスとトマトのだしびたし

材料（4人分）

レタス	1玉(360g)
トマト	小4個
A だし汁	400ml
しょうゆ	小さじ2
塩	小さじ1
かつお節	1袋

作り方　⏱ 10分（＋漬け時間30分）

1 レタスは芯を取り除いて大きめにちぎる。トマトはヘタをくり抜き、皮に十字の切り込みを入れる。Aは煮立てて粗熱をとる。
2 鍋に湯を沸かし、1のレタスをさっとくぐらせて冷水にとり、水けを絞る。同じ鍋にトマトを入れて10秒ほどゆでて冷水にとり、皮をむいて水けをきる。
3 保存容器にトマト、レタスを入れ、Aを注いで冷蔵庫で30分ほど味をなじませ、かつお節をかける。

OFF 糖質オフポイント
だし汁としょうゆで低糖質に。

本気オフ

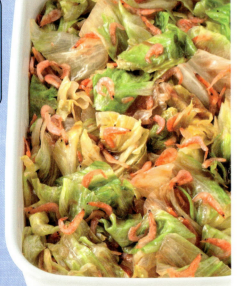

冷蔵 3日 ｜ 冷凍 × ｜ 塩味

1人分 糖質 **1.7**g / 54kcal

1玉まるごとペロリといけちゃう
レタスと桜えびの炒めもの

材料（4人分）

レタス	1玉(360g)
桜えび（乾燥）	25g
しょうが（せん切り）	1片分
ごま油	大さじ1
塩	小さじ1/4
こしょう	少々

作り方　⏱ 10分

1 レタスは芯を取り除いてひと口大に切る。
2 フライパンにごま油を中火で熱し、しょうがと桜えびを炒める。香りが立ったらレタスを加えて炒め、塩、こしょうで味を調える。

OFF 糖質オフポイント
しょうがや桜えびなど、香りのある食材を合わせることで、淡泊な味わいのレタスでも満足感がアップ。

ビタミンやミネラルをバランスよく含んでいる。
水分が多く、凍らせるとしんなりするので、冷凍保存は不向き。

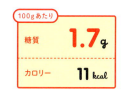
100gあたり
糖質 1.7g
カロリー 11kcal

メキシカンテイストのスパイシーサラダ
レタスたっぷりコブサラダ

材料（4人分）

レタス	1/2個（180g）
ゆで卵	2個
きゅうり	2本
アボカド	1個
ミックスビーンズ	100g
レモン汁	小さじ1
A プレーンヨーグルト、 　トマトケチャップ 　　　　　各大さじ3 　レモン汁	小さじ1
チリソース	2〜3滴
塩	ひとつまみ

作り方 ⏱ 15分

1. レタスは芯を取り除いて冷水にさらして水けをきる。1/3をせん切りにし、残りは食べやすくちぎる。きゅうり、アボカド、ゆで卵は1cmの角切りにし、アボカドはレモン汁をふりかける。
2. 保存容器にちぎったレタスを盛り、きゅうり、ミックスビーンズ、レタスのせん切り、ゆで卵、アボカドの順に盛りつけて、合わせた**A**を回しかける。

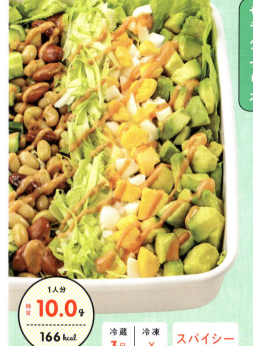

1人分
糖質 10.0g
166kcal
冷蔵 3日 ｜ 冷凍 ×
スパイシー

サラダ・マリネ

オイスターソース×ポン酢のコクと酸味が広がる
中華風ボイルレタス

材料（4人分）

レタス	1玉（360g）
ごま油	大さじ1
A オイスターソース、 　ポン酢しょうゆ…各大さじ1/2 　塩	少々
白いりごま	小さじ1/2

作り方 ⏱ 5分

1. レタスは芯を取り除いて、大きめにちぎる。熱湯にさっとくぐらせて冷水にとり、水けをしっかり絞ってごま油をまぶす。
2. **A**でさっくりとあえて、白いりごまをふる。

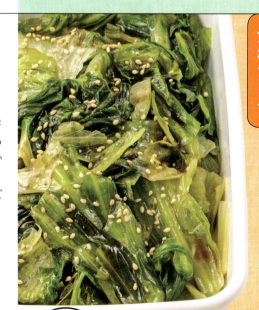

1人分
糖質 2.2g
42kcal
冷蔵 3日 ｜ 冷凍 ×
こっくり

食材ひとつ

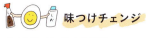 味つけチェンジ

オイスターソース大さじ1/2
→おろししょうが少々でさっぱりと。

サブおかず

たけのこ（水煮）

ゆるオフ

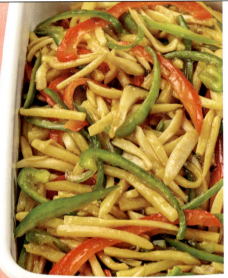

冷蔵 3日 ｜ 冷凍 3週間　しょうゆ味

1人分 糖質 7.0g／101kcal

細切り野菜に味がよくからむ
たけのこのチンジャオ炒め

材料（4人分）
- たけのこ（水煮／細切り）……2袋（240g）
- エリンギ……3本
- ピーマン……3個
- パプリカ（赤）……½個
- 片栗粉……大さじ¾
- サラダ油……大さじ1½
- A｜酒、しょうゆ…各大さじ1½
  ｜オイスターソース…小さじ2
  ｜砂糖……小さじ½
  ｜塩、こしょう……各少々

作り方 🕐 15分
1. エリンギ、ヘタと種を除いたピーマン、パプリカは細切りにする。水けをきったたけのことエリンギに片栗粉をまぶす。
2. フライパンにサラダ油を熱し、たけのことエリンギを炒める。焼き色がついたら、ピーマンとパプリカを加えて炒め合わせる。
3. 合わせたAを加え、とろみが出るまで炒める。

本気オフ

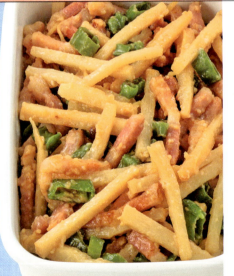

冷蔵 3日 ｜ 冷凍 1か月　みそ味

1人分 糖質 3.0g／201kcal

ベーコンを入れてちょっと洋風に
たけのことベーコンのみそ炒め

材料（4人分）
- たけのこ（水煮）……1個（120g）
- ベーコン（ブロック）……150g
- ししとう……15本
- しょうが（せん切り）……10g
- サラダ油……大さじ1
- A｜みそ、酒……各大さじ1
  ｜砂糖……小さじ½

作り方 🕐 10分
1. たけのことベーコンは5mm角の棒状に切る。ししとうは小口切りにする。
2. フライパンにサラダ油を中火で熱してしょうがをさっと炒め、香りが立ったら1を加えて炒める。
3. 全体に油が回ったら、混ぜ合わせたAを加えてからめる。

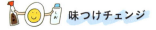 味つけチェンジ

A→塩こうじ大さじ3、酒大さじ1でやさしい塩味に。

食物繊維がたっぷりで、便秘などの予防によい。
根元はかためなので、穂先より少し小さめに切ると火が均一に通る。

100gあたり	
糖質	**2.2** g
カロリー	**22** kcal

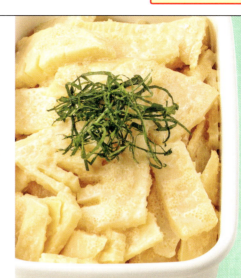

サラダ・マリネ

こっくりとしたたらこマヨに青じそが上品に香る
たけのこのたらこマヨネーズ

材料（4人分）
- たけのこ（水煮）…大2個（300g）
- 青じそ………………10枚
- A
  - たらこ（薄皮を除く）…½腹分
  - マヨネーズ………大さじ2
  - みりん…………大さじ½
  - 塩………………少々

作り方　⏱5分
1. たけのこは薄切りにする。青じそはせん切りにする。
2. ボウルにAを混ぜ合わせ、たけのこを加えてさっくりとあえる。仕上げに青じそをのせる。

1人分	
糖質	**2.3** g
	79 kcal

冷蔵 3日 ｜ 冷凍 3週間　**こっくり**

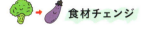
食材チェンジ
青じそ10枚→焼きのり½枚

食材ひとつ

フライパンひとつでかんたんピリ辛おつまみ
自家製メンマ

材料（4人分）
- たけのこ（水煮）…小2個（200g）
- ごま油……………大さじ½
- A
  - 水………………130ml
  - しょうゆ………大さじ1
  - 酒………………小さじ2
  - 砂糖、みりん……各小さじ1
  - 鶏がらスープの素（顆粒）
    ………………小さじ½
- ラー油………………少々

作り方　⏱15分
1. たけのこの穂先は薄切り、残りは短冊切りにする。
2. フライパンにごま油を中火で熱し、1を焼き色がつくまで炒める。
3. Aを加えて弱めの中火で汁けがなくなるまで炒め合わせ、ラー油を回しかける。

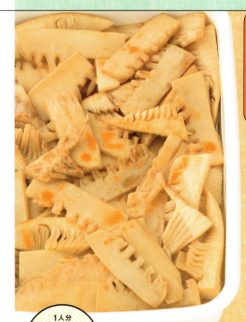

1人分	
糖質	**2.5** g
	40 kcal

冷蔵 5日 ｜ 冷凍 1か月　**ピリ辛**

リメイク
きのこ、しらたきと炒め合わせ、中華風の糖質オフペペロンチーノに。

サブおかず

きのこ （しいたけ・しめじ・エリンギ・まいたけ・えのきだけ・マッシュルーム）

ゆるオフ

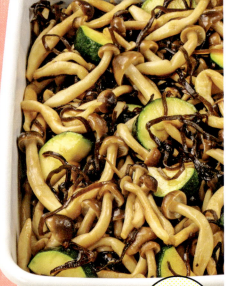

冷蔵 4日 ｜ 冷凍 1か月　塩味

1人分 糖質 **2.7**g / 57kcal

塩昆布のうまみで味わい深く

しめじとズッキーニの塩昆布炒め

材料（4人分）

- しめじ ……… 2パック（200g）
- ズッキーニ ……………… ½本
- ごま油 ………………… 大さじ1
- A ｜ 塩昆布 ……………… 25g
- 　　｜ 酒 ………………… 大さじ1
- 　　｜ しょうゆ ………… 小さじ1

作り方 ⏱10分

1. しめじは石づきを落としてほぐす。ズッキーニは1cm幅の半月切りにする。
2. フライパンにごま油を熱して**1**を炒める。**A**を加えてさっと炒め合わせる。

OFF 糖質オフポイント

きのこの中でも糖質が低めのしめじをたっぷり使って。塩昆布でうまみを足して仕上げる。

本気オフ

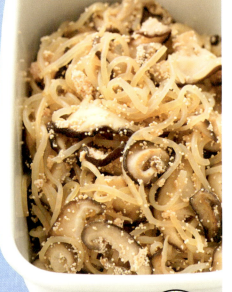

冷蔵 3日 ｜ 冷凍 2週間　しょうゆ味

1人分 糖質 **0.5**g / 49kcal

パスタ風のプチプチ炒めもの

しいたけとしらたきのたらこ炒め

材料（4人分）

- しいたけ ……………… 9枚（180g）
- たらこ …………………………… 1腹
- しらたき（アク抜き不要のもの） ……………………………… 160g
- ごま油 ………………… 小さじ2
- しょうゆ ……………… 大さじ1

作り方 ⏱15分

1. しいたけは軸を落として薄切りに、しらたきは食べやすく切る。
2. フライパンにごま油を強火で熱し、**1**を入れて炒め、薄皮を取り除いたたらこを加えて炒め合わせる。
3. しょうゆを回し入れ、さっとからめる。

OFF 糖質オフポイント

低糖質なうえに低カロリーなしらたきを使う。たらこでしっかり味をつけて満足感を高めて。

136

どのきのこも食物繊維が豊富。
えのきだけは糖質がやや高めなので、
使う量を調整するとよい。

100gあたり	しいたけ	しめじ	エリンギ	まいたけ	えのきだけ	マッシュルーム
糖質	0.7g	1.3g	2.9g	0.3g	0.9g	0.1g
カロリー	25kcal	22kcal	31kcal	22kcal	34kcal	15kcal

サラダ・マリネ

レモンの酸っぱさが決め手
きのこのレモンマリネ

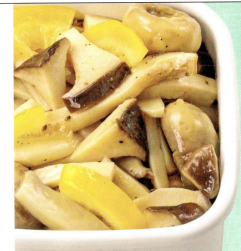

材料（4人分）
マッシュルーム…1パック(100g)
エリンギ………1パック(100g)
A ┌ オリーブ油、レモン汁
　│　………………各大さじ2
　│ はちみつ………小さじ2
　└ 塩、こしょう……各少々
レモン（いちょう切り）……2枚分

作り方　⏱10分（＋漬け時間30分）
1 マッシュルームは石づきを落とす。エリンギは5mm幅に切り、長ければ半分に切る。
2 耐熱容器に1、A、レモンを入れてラップをし、電子レンジ（600W）で5分加熱して、扉を開けずに粗熱がとれるまで蒸らす。
3 冷蔵庫で30分ほど漬ける。

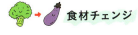
食材チェンジ
エリンギ1パック（100g）
→ブロッコリー1株（200g）

1人分　糖質 3.5g　78kcal　冷蔵3日　冷凍1か月　さっぱり

食材ひとつ

こっくり中華風味でうまみたっぷり
しいたけのオイスター煮

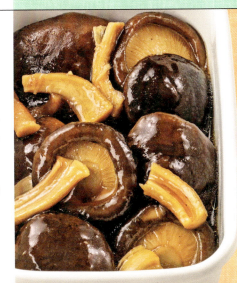

材料（4人分）
しいたけ…………10枚(200g)
A ┌ 水……………………150ml
　│ オイスターソース……大さじ2
　│ 酒、みりん、ごま油
　│　………………各大さじ1
　└ おろしにんにく………少々

作り方　⏱15分
1 しいたけは石づきを落としてかさと軸に切り分け、軸は手で半分に裂く。
2 小鍋に1とAを入れて火にかけ、煮立ったらふたをして弱火で12分ほど煮る。

味つけチェンジ
おろしにんにく少々
→おろししょうが少々でさっぱりに。

1人分　糖質 3.4g　61kcal　冷蔵4日　冷凍1か月　こっくり

137

サブおかず（きのこ）

ゆるオフ

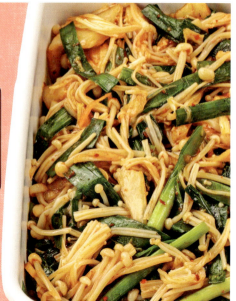

冷蔵 3日 ｜ 冷凍 1か月　ピリ辛
1人分 糖質 1.7g ／ 67kcal

がっつり味のラクうまおかず
えのきのにらキムチあえ

材料（4人分）
えのきだけ …… 2パック（200g）
にら ……………………………… 1束
A ┌ 白菜キムチ ………………120g
　├ ごま油 ………… 大さじ1½
　└ 塩、こしょう ……… 各少々

作り方 🕙 10分
1. えのきだけは石づきを落とし、半分の長さに切る。にらは5cm幅に切る。
2. 1を耐熱容器に入れ、ラップをして電子レンジ（600W）で4分加熱する。
3. Aを加えて混ぜ合わせる。

 リメイク

豚バラ薄切り肉と炒め合わせて、豚キムチに。

本気オフ

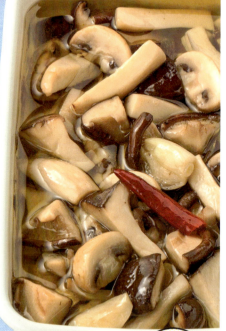

冷蔵 3日 ｜ 冷凍 1か月　こっくり
1人分 糖質 1.6g ／ 534kcal

きのこのうまみがしみわたる
きのこのアヒージョ

材料（4人分）
しいたけ …………… 6枚（120g）
マッシュルーム
　………… 大1パック（150g）
エリンギ ……… 1パック（100g）
赤唐辛子（種を除く）………… 1本
にんにく ……………………… 2片
オリーブ油 ……………… 250ml
塩 ……………………… 小さじ¼

作り方 🕙 15分
1. しいたけは軸を切り落とし、4等分に切る。マッシュルームは石づきを落として半分に切る。エリンギは半分長さに切り、縦4等分に切る。
2. にんにくは包丁の腹でつぶす。
3. 小鍋にすべての材料を入れて火にかけ、ふつふつとしたら、さらに5分ほど煮る。

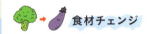 食材チェンジ
しいたけ6枚（120g）
→かき（加熱用）8個

はちみつの味わいがやわらか
きのこのマスタードマリネ

材料（4人分）
- エリンギ ……… 1パック（100g）
- まいたけ ……… 1パック（100g）
- オリーブ油 ………… 大さじ3
- 塩 …………………… 少々
- A
  - レモン汁 ……… 大さじ2
  - 粒マスタード …… 大さじ1
  - はちみつ ………… 小さじ2
  - しょうゆ ………… 小さじ1

作り方 ⏱**10分**（＋漬け時間30分）

1. エリンギは長ければ半分の長さに切り、食べやすく切る。まいたけは石づきを落としてほぐす。
2. フライパンにオリーブ油を熱し、**1**と塩を入れてふたをし、きのこに火が通るまで蒸し焼きにする。
3. ボウルに**A**を混ぜ、**2**を熱いうちに加えてからめる。粗熱をとり、冷蔵庫で30分ほど漬ける。

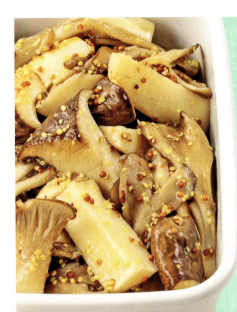

サラダ・マリネ

1人分 糖質 **3.8**g / 116kcal
冷蔵 4日 ／ 冷凍 1か月
甘酸っぱい

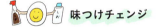
味つけチェンジ
粒マスタード大さじ1
→ナンプラー小さじ2でエスニック風味に。

にんにくとバターのしっかり風味
エリンギのにんにくバターソテー

材料（4人分）
- エリンギ ……… 2パック（200g）
- にんにく（薄切り） ……… 3片分
- オリーブ油 ……… 大さじ1½
- バター ………………… 10g
- しょうゆ …………… 大さじ½
- 粗びき黒こしょう ……… 適量

作り方 ⏱**10分**

1. エリンギは縦5mm幅の薄切りにし、長ければ半分に切る。
2. フライパンにオリーブ油、にんにくを入れて弱めの中火にかけ、にんにくがきつね色になったら取り出す。
3. 同じフライパンにバターを溶かしてエリンギを炒め、しょうゆを回し入れる。
4. にんにくをもどし入れ、粗びき黒こしょうをふってさっと炒め合わせる。

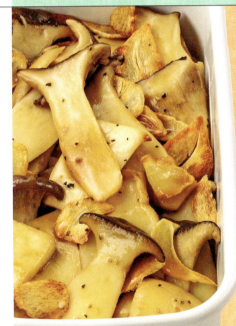

食材ひとつ

1人分 糖質 **1.6**g / 83kcal
冷蔵 4日 ／ 冷凍 1か月
しょうゆ味

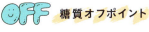
OFF 糖質オフポイント
風味がよい粗びき黒こしょうや、糖質の低いバターでしっかりとコクを出す。

サブおかず

アボカド

ゆるオフ

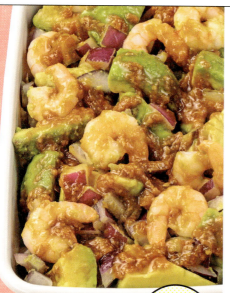

冷蔵 3日 | 冷凍 1か月 | みそ味

1人分 糖質 **3.8**g
194 kcal

南国風味の華やかおかず
アボカドとえびのハワイ風

材料（4人分）

アボカド……………2個(350g)
バナメイえび(むき)………12尾
紫玉ねぎ………………½個
レモン汁……………大さじ½
A［みそ、ごま油……各大さじ1
　　しょうゆ…………大さじ½
　　砂糖………………小さじ1
　　にんにく(すりおろし)…少々］

作り方 ⏱**15**分

1 アボカドは縦半分に切って種を取り除き、皮をむいてひと口大に切る。耐熱容器に入れてラップをし、電子レンジ(600W)で30秒加熱したら、レモン汁をふりかけて粗熱をとる。
2 バナメイえびはゆでて色が変わったらそのまま粗熱をとる。紫玉ねぎは1cm角に切る。
3 ボウルにAを合わせ、1、2を加えてあえる。

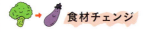 食材チェンジ

紫玉ねぎ½個→パプリカ(黄)½個

本気オフ

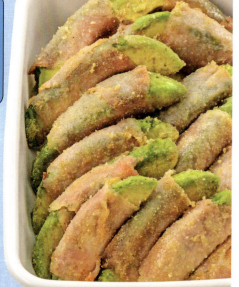

冷蔵 3日 | 冷凍 1か月 | こっくり

1人分 糖質 **1.3**g
242 kcal

とろけるアボカドと生ハムのハーモニー
アボカドと生ハムの高野豆腐フライ

材料（4人分）

アボカド……………2個(350g)
生ハム………………………16枚
高野豆腐(乾燥)………………1枚
マヨネーズ……………大さじ1
揚げ油………………………適量

作り方 ⏱**20**分

1 高野豆腐は、おろし器ですりおろす。
2 アボカドは縦半分に切って種を取り除き、皮をむいて8等分のくし形切りにして生ハムを巻く。
3 2の表面にマヨネーズを塗り、1の高野豆腐をまぶして170℃の揚げ油でカラッと揚げる。

OFF 糖質オフポイント

マヨネーズとすりおろした高野豆腐を使うと、糖質カットのフライになる。

冷え性に効果があるビタミンEや
美肌作りに役立つ食物繊維がたっぷり。
濃厚な味わいで、加熱するとさらにほっくりしたやわらか食感になる。

低糖質で、栄養の宝庫！

100gあたり
糖質 0.8g
カロリー 178kcal

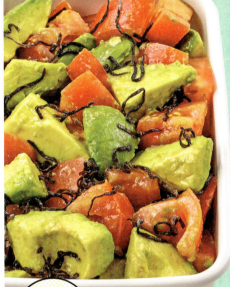

サラダ・マリネ

トマトの酸味と昆布の塩加減が絶妙
アボカドとトマトの塩昆布サラダ

材料（4人分）
- アボカド……2個（350g）
- トマト……2個
- A
  - 塩昆布……10g
  - オリーブ油……大さじ2
  - 塩、こしょう……各少々

作り方 ⏱15分

1. アボカドは縦半分に切って種を取り除き、皮をむいてひと口大に切る。耐熱容器に入れてラップをし、電子レンジ（600W）で30秒加熱して粗熱をとる。
2. トマトはヘタを取り除き、ひと口大に切る。
3. 1と2、Aをさっくりと混ぜ合わせる。

 リメイク

ゆでたしらたき、えのきだけと混ぜ合わせて、糖質オフ冷製パスタに。

1人分
糖質 4.2g
187kcal

冷蔵 3日 ／ 冷凍 ×
塩味

食材ひとつ

しっかり味でおつまみにも◎
アボカドのにんにくしょうゆ漬け

材料（4人分）
- アボカド……2個（350g）
- にんにく（薄切り）……2片分
- A
  - 水……150mℓ
  - しょうゆ……100mℓ

作り方 ⏱10分（＋漬け時間ひと晩）

1. アボカドは縦半分に切って種を取り除き、皮をむいて縦半分に切る。耐熱容器に入れてラップをし、電子レンジ（600W）で30秒加熱する。
2. 鍋にAを入れて煮立てる。火を止めて、にんにくを加える。
3. 2が温かいうちに保存容器に入れ、1を加えて粗熱をとり、冷蔵庫でひと晩漬ける。

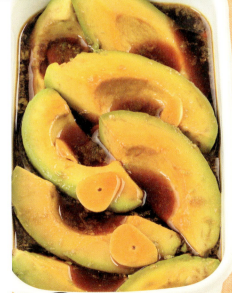

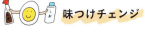 味つけチェンジ
A→塩こうじ大さじ1½、レモン果汁小さじ1にしてさっぱり塩味に。

1人分
糖質 0.8g
126kcal

冷蔵 3日 ／ 冷凍 1か月
しょうゆ味

Column 2 糖質オフスープレシピ

1品プラスするのに大満足な糖質オフのスープレシピを紹介します。
具だくさんなので、これ1品でも腹持ちばつぐん。朝食にもおすすめです。

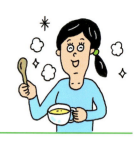

栄養満点！ 野菜のうまみたっぷり
具だくさん豚汁

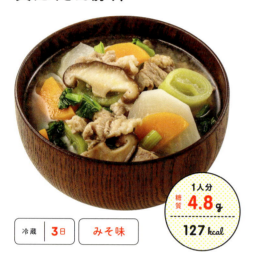

冷蔵 | 3日 | みそ味

1人分 糖質 **4.8g** / **127kcal**

材料（2人分）
- 豚こま切れ肉 …………… 80g
- かぶ ……………………… 1個
- かぶの葉 ………………… 20g
- にんじん ………………… 1/4個
- しいたけ ………………… 2枚
- 長ねぎ …………………… 1/4本
- サラダ油 ……………… 小さじ1
- だし汁 ………………… 400ml
- みそ …………………… 大さじ1

作り方 ⏱ **15分**

1. かぶはくし形切り、葉は1cm幅に切る。にんじんは皮をむいていちょう切り、しいたけは軸を落として薄切り、長ねぎは1cm幅のぶつ切りにする。
2. 鍋にサラダ油を中火で熱して豚こま切れ肉を炒める。肉に火が通ったら**1**のかぶの葉以外を加えてさっと炒め合わせ、だし汁を加える。煮立ったら弱火にして、5分ほど煮る。
3. かぶの葉を加えて火を止め、みそを溶かし入れる。

とろとろな白菜のクリーミースープ
白菜とベーコンのミルクスープ

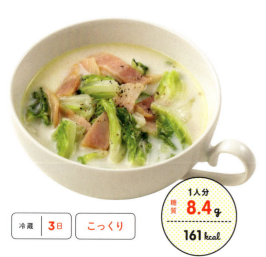

冷蔵 | 3日 | こっくり

1人分 糖質 **8.4g** / **161kcal**

材料（2人分）
- 白菜 ……………………… 2枚
- ベーコン ………………… 1枚
- バター …………………… 10g
- A ┌ 牛乳、水 ……… 各200ml
　　└ コンソメスープの素（顆粒）
　　　　　　　　　　 …… 小さじ1
- 塩 ………………………… 適量
- 粗びき黒こしょう ……… 少々

作り方 ⏱ **10分**

1. 白菜はざく切りにし、ベーコンは1cm幅に切る。
2. 鍋にバターを溶かして**1**を中火で炒める。白菜がしんなりしたら**A**を加えて弱火で5分ほど煮て、塩で味を調える。
3. 器に盛り、粗びき黒こしょうをふる。

糖質オフスープレシピ

ピリ辛でエネルギーチャージ
牛肉のキムチスープ

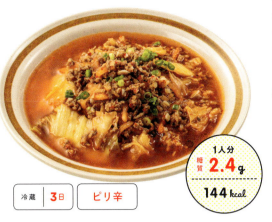

冷蔵 3日 ／ ピリ辛

1人分 糖質 2.4g ／ 144 kcal

材料（2人分）
- 牛ひき肉 …………………80g
- 白菜キムチ ………………100g
- しょうが（みじん切り）、
- にんにく（みじん切り）…各1片分
- ごま油 ……………… 小さじ1
- A ┌ 水 ………………… 400ml
　　│ 鶏がらスープの素（顆粒）、
　　└ しょうゆ、…… 各小さじ1
- 小ねぎ（小口切り）………適量

作り方 10分
1. 鍋にごま油としょうが、にんにくを入れて弱火にかけ、香りが立ったら牛ひき肉を加えて中火で炒める。
2. 肉に火が通ったら白菜キムチとAを加えて煮立てる。ひと煮立ちしたら、器に盛って小ねぎを散らす。

やさしい味がじんわりしみる
高野豆腐のかき玉汁

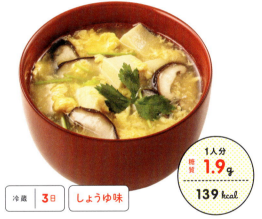

冷蔵 3日 ／ しょうゆ味

1人分 糖質 1.9g ／ 139 kcal

材料（2人分）
- 高野豆腐（乾燥）……… 1枚（20g）
- 卵 ………………………… 2個
- しいたけ ………………… 2枚
- だし汁 …………………… 400ml
- A ┌ 薄口しょうゆ、みりん
　　└ ………………… 各小さじ1
- 塩 ………………………… 少々
- みつば …………………… 適量

作り方 15分
1. 高野豆腐はぬるま湯でもどして水けを絞り、1.5cm角に切る。しいたけは軸を落として薄切りにする。
2. 鍋にだし汁を煮立て、1の高野豆腐としいたけを加えて、ひと煮立ちさせる。
3. 2にAを加えて塩で味を調え、溶きほぐした卵を細く回し入れる。卵に火が通ったら器に盛り、あればみつばをのせる。

レモンがさわやかな異国の味
えびとにらのエスニック風スープ

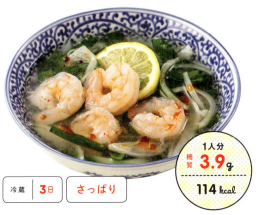

冷蔵 3日 ／ さっぱり

1人分 糖質 3.9g ／ 114 kcal

材料（2人分）
- バナメイえび（むき）
　………………… 8尾（160g）
- にら ……………………… 1/2束
- 玉ねぎ …………………… 1/4個
- 酒 ………………………… 大さじ1
- A ┌ 水 ………………… 400ml
　　│ 鶏がらスープの素（顆粒）、
　　└ ナンプラー …… 各小さじ1
- レモン（輪切り）………… 2枚
- ラー油 …………………… 適量

作り方 10分
1. バナメイえびは背わたを除き、酒を入れた熱湯でさっとゆでてザルにあげる。にらは4cm長さ、玉ねぎは薄切りにする。
2. 鍋にAを煮立てて1の玉ねぎを加え、ひと煮立ちしたら、えびとにらを加える。
3. 器に2を盛り、レモンをのせてラー油をかける。

143

辛みと酸味がクセになる
もずくの酸辣湯風スープ

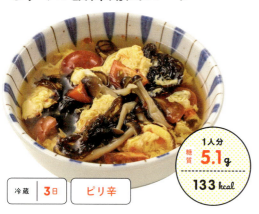

冷蔵 3日 ピリ辛

1人分 糖質 5.1g / 133kcal

材料（2人分）
- もずく…………………100g
- 卵………………………2個
- しめじ………………½パック
- プチトマト………………4個
- A ┌ 水………………400ml
　　├ しょうゆ…………大さじ1
　　├ 鶏がらスープの素（顆粒）
　　│　……………………小さじ1
- 水溶き片栗粉…………大さじ1
- 黒酢……………………大さじ2
- ラー油……………………適量

作り方 ⏱10分

1. もずくはさっと洗い、ザルにあげて水けをきる。しめじは石づきを落としてほぐし、プチトマトはヘタを除いて4つ切りにする。
2. 鍋でAを煮立て、もずくとしめじを加えて弱火で煮る。沸騰したら、水溶き片栗粉を入れてひと煮立ちさせ、プチトマトと溶きほぐした卵を回し入れる。
3. 卵に火が通ったら黒酢を加え、ひと混ぜして火を止める。器に盛り、ラー油をかける。

きのこのうまみとスパイスがよく合う
チキンときのこのカレースープ

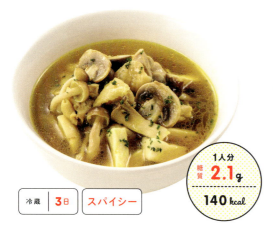

冷蔵 3日 スパイシー

1人分 糖質 2.1g / 140kcal

材料（2人分）
- 鶏もも肉…………½枚（100g）
- しめじ……………………30g
- マッシュルーム…………2個
- エリンギ…………………1本
- にんにく（みじん切り）……1片分
- サラダ油…………………小さじ1
- A ┌ 水………………400ml
　　├ コンソメスープの素（顆粒）
　　│　……………………小さじ1
　　└ カレー粉…………小さじ½
- 塩…………………………少々
- パセリ（みじん切り）………少々

作り方 ⏱15分

1. 鶏もも肉は皮と余分な脂身を除き、小さめのひと口大に切る。しめじは石づきを落としてほぐし、マッシュルームは薄切り、エリンギは長さを半分にして6等分に切る。
2. 鍋にサラダ油とにんにくを入れて弱火にかけ、香りが立ったら鶏肉を加え、中火でこんがりと焼き色がつくまで焼く。
3. 2に1のきのことAを加えて弱中火で5分ほど煮たら、塩で味を調える。器に盛ってパセリをふる。

ふわふわ食感がたまらない
はんぺんと小松菜のすまし汁

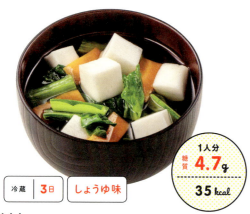

冷蔵 3日 しょうゆ味

1人分 糖質 4.7g / 35kcal

材料（2人分）
- はんぺん……………½枚（50g）
- 小松菜……………………⅛束
- にんじん…………………¼本
- だし汁……………………400ml
- A ┌ 薄口しょうゆ………小さじ1
　　└ 塩…………………小さじ⅙

作り方 ⏱10分

1. はんぺんは2cm角に、小松菜は根元を落とし、葉と茎に分けて3cm長さに、にんじんは皮をむいて短冊切りにする。
2. 鍋にだし汁を煮立て、1の小松菜の葉以外を加えて、野菜がやわらかくなるまで煮る。
3. 2に小松菜の葉とAを加えて、ひと煮立ちさせる。

糖質オフスープレシピ

バターのコクがおいしさを際立てる
豚もやしのバターみそ汁

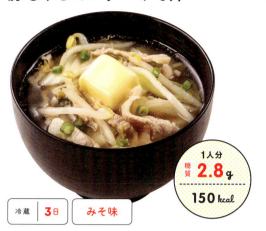

冷蔵 | 3日 | みそ味

1人分 糖質 2.8g / 150kcal

材料（2人分）
- 豚もも薄切り肉……………80g
- もやし………………………60g
- 長ねぎ………………………¼本
- サラダ油……………………小さじ1
- だし汁………………………400mℓ
- みそ…………………………大さじ1
- 小ねぎ（小口切り）…………少々
- バター………………………10g

作り方 🕙 10分

1. 豚もも薄切り肉は細切り、長ねぎは斜め薄切りにする。もやしはさっと洗い、ザルにあげて水けをきる。
2. 鍋にサラダ油を中火で熱して、1の豚肉を炒める。肉に火が通ったらだし汁を加えて煮立て、長ねぎともやしを加えてひと煮立ちさせる。
3. 火を止めてみそを溶かし入れる。器に盛って小ねぎを散らし、バターをのせて溶かしながらいただく。

あさりのだしがやさしい
豆乳クラムチャウダー

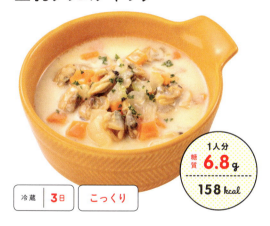

冷蔵 | 3日 | こっくり

1人分 糖質 6.8g / 158kcal

材料（2人分）
- あさり（水煮）………1缶（100g）
- 玉ねぎ………………………⅙個
- セロリ………………………¼本
- にんじん……………………⅙本
- バター………………………10g
- 小麦粉………………………小さじ2
- A[水、豆乳（無調整）…各200mℓ
     コンソメスープの素（顆粒）…大さじ½]
- 塩、こしょう………………各少々
- パセリ（みじん切り）………適量

作り方 🕙 15分

1. 玉ねぎ、すじを除いたセロリ、皮をむいたにんじんは1cm角の色紙切りにする。
2. 鍋にバターを溶かして1を加えて中火で炒め、野菜がしんなりとしたら、小麦粉を加えて混ぜ合わせる。
3. 全体がよく混ざったらAとあさりを缶汁ごと加えて混ぜ、煮立たせないように弱火で5分ほど煮る。
4. 塩、こしょうで味を調え、器に盛ってパセリをふる。

黄身を崩しながら味わって
キャベツと卵のスープ

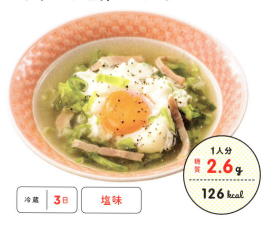

冷蔵 | 3日 | 塩味

1人分 糖質 2.6g / 126kcal

材料（2人分）
- キャベツ……………………2枚
- ベーコン……………………1枚
- 卵……………………………2個
- A[水……………………400mℓ
     コンソメスープの素（顆粒）…小さじ1]
- 塩……………………………少々
- 粗びき黒こしょう……………適量

作り方 🕙 15分

1. キャベツはせん切り、ベーコンは細切りにする。
2. 鍋にAを煮立てて1を加え、5分ほど煮て塩で味を調える。
3. ボウルに卵を1つずつ割り入れ、2に静かに落とし、ふたをして中火で3分ほど煮る。卵が半熟状になったら器に盛り、粗びき黒こしょうをふる。

サブおかず

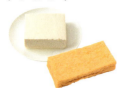

大豆（水煮）・豆腐（絹ごし）・大豆製品（油揚げ・厚揚げ・納豆）

ゆるオフ

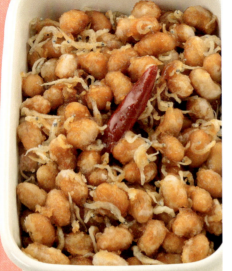

冷蔵 5日 ／ 冷凍 1か月 ／ しょうゆ味

1人分 糖質 5.5g ／ 108kcal

ほくほく食感で箸が止まらない
大豆とじゃこの揚げびたし

材料（4人分）
- 大豆（水煮）……………150g
- ちりめんじゃこ……………25g
- 片栗粉………………大さじ2
- 揚げ油………………適量
- A ┌ 赤唐辛子（種を除く）……1本
    │ 水……………………大さじ3
    │ めんつゆ（3倍濃縮）
    └ ……………………大さじ1½
- 酢……………………大さじ1

作り方 🕙 10分（＋漬け時間10分）
1. 大豆はペーパータオルで水けをふき取り、片栗粉をまぶす。
2. 180℃の揚げ油で、1、ちりめんじゃこをカラッと揚げる。
3. ボウルに**A**を入れ、熱いうちに**2**を入れ、10分ほど漬ける。

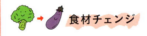 **食材チェンジ**
ちりめんじゃこ25g→さきいか25g

本気オフ

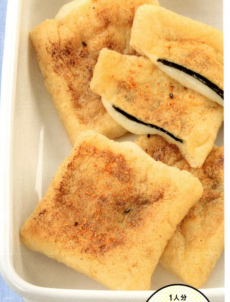

冷蔵 5日 ／ 冷凍 × ／ ピリ辛

1人分 糖質 0.2g ／ 120kcal

カリカリの油揚げからチーズがとろ〜り
おつまみ油揚げ

材料（4人分）
- 油揚げ……………2枚（60g）
- 焼きのり………………1枚
- スライスチーズ…………4枚
- しょうゆ………………大さじ1½
- 七味唐辛子………………少々

作り方 🕙 5分
1. 油揚げは半分に切り、口を開く。
2. **1**に十字に4等分に切った焼きのりとスライスチーズを1枚ずつはさむ。
3. フライパンを中火で熱し、**2**を焦げ目がつくまで焼く。しょうゆを塗り、両面こんがりと焼いて、七味唐辛子をふる。

OFF 糖質オフポイント
スライスチーズで調味料が少なくてもコクが出る。

良質なたんぱく質を多く含む。
野菜と合わせると
栄養バランスが整いやすい。

100gあたり	絹ごし豆腐	大豆（水煮）	油揚げ	厚揚げ	納豆
糖質	0.9g	0.8g	0.5g	1.1g	0.3g
カロリー	56kcal	124kcal	377kcal	143kcal	190kcal

サラダ・マリネ

ねばり食材をたっぷり使ったパワーサラダ
豆腐のねばねばサラダ

材料（4人分）

- 絹ごし豆腐……小2丁（400g）
- オクラ……………………4本
- なめこ……………………100g
- みょうが…………………3本
- めかぶ…………3パック（120g）
- A
  - かつお節………………2袋
  - めんつゆ（3倍濃縮）
  　　　　　　　……大さじ3
  - わさび…………………適量

作り方 ⏱10分

1. 絹ごし豆腐は水けをしっかりときって2cm角に切る。
2. オクラは塩ゆでして水にとり、小口切りにする。なめこはさっとゆでて水で洗い、ぬめりをとる。みょうがは縦半分に切って斜め薄切りにする。
3. ボウルに**2**、めかぶ、**A**を混ぜ合わせ、**1**を加えてさっくりと混ぜる。

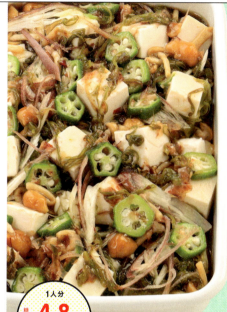

1人分 糖質 **4.8**g / 87kcal
冷蔵 3日 ／ 冷凍 ×
さっぱり

味つけチェンジ
A→塩小さじ½、ごま油小さじ2、刻みのり適量で中華風に。

食材ひとつ

箸がとまらなくなるコクうまおかず
厚揚げのみそ煮

材料（4人分）

- 厚揚げ……………2枚（400g）
- A
  - みそ、みりん……各大さじ2
  - 酒…………………大さじ1
  - 砂糖………………大さじ½
- 白いりごま………………小さじ2

作り方 ⏱10分

1. 厚揚げは横半分に切り、2cm幅に切る。
2. 耐熱容器に**A**を混ぜ合わせ、**1**を加えてあえる。ふんわりとラップをして、電子レンジ（600W）で4分加熱する。
3. 取り出して全体を混ぜ、白いりごまをふる。

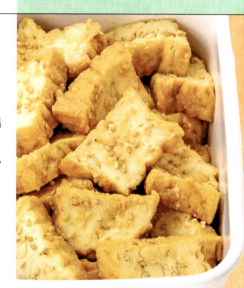

1人分 糖質 **5.7**g / 197kcal
冷蔵 3日 ／ 冷凍 ×
みそ味

リメイク
わかめと酢と合わせて、酢のものに。

サブおかず（大豆、豆腐、大豆製品）

ゆるオフ

みそを混ぜた豆腐ソースがまろやか
豆腐のヘルシーグラタン

材料（4人分）
絹ごし豆腐 …………… 1丁（300g）
ベーコン（厚切り） ……………… 50g
ブロッコリー ………………………… 1株
長ねぎ …………………………… 1½本
マヨネーズ ………………… 大さじ2
みそ ………………………… 大さじ1
コンソメスープの素（顆粒）
　　　　　　　　　　　…… 小さじ1
ピザ用チーズ ………………… 80g

作り方　⏱30分
1 絹ごし豆腐はペーパータオルに包んで水けをふき取る。ボウルにほぐし入れ、マヨネーズとみそを混ぜる。
2 ブロッコリーは小房に分けてコンソメスープの素をふりかける。ラップをして電子レンジ（600W）で2分加熱する。
3 ベーコンは1cm角の拍子木切り、長ねぎは3cm長さに切る。
4 耐熱容器に2、3を入れて1をかける。ピザ用チーズをのせてオーブントースターで5分ほど焼く。

OFF 糖質オフポイント
豆腐ソースで糖質オフなグラタンに。チーズも糖質が低いので、たっぷり入れてうまみを出して。

冷蔵4日 ｜ 冷凍× ｜ みそ味
1人分 糖質 4.1g / 240kcal

本気オフ

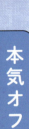

梅としょうがでさっぱりと
納豆とちくわの梅あえ

材料（4人分）
納豆 ………………… 2パック（100g）
ちくわ ………………………………… 1本
梅干し ………………………………… 1個
しょうが（せん切り） ……… 1片分
A ┌ しょうゆ、ごま油
　│　　　　　　　　　…… 各小さじ1
　└ 塩 …………………………… 少々
白いりごま ………………… 小さじ½

作り方　⏱5分
1 ちくわは縦半分に切り、斜め薄切りにする。
2 梅干しは種を除いてたたく。
3 ボウルに納豆を入れて混ぜ、1、2、しょうが、Aを加えて軽くあえ、白いりごまをふる。

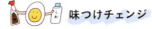 **味つけチェンジ**
梅干し1個、しょうが1片分
→辛子明太子10gでピリッとアクセント。

冷蔵3日 ｜ 冷凍× ｜ さっぱり
1人分 糖質 1.9g / 73kcal

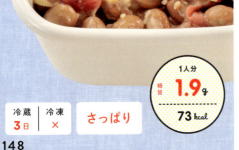

こんがり油揚げの食感がおいしい

香ばし油揚げと水菜の和風サラダ

材料（4人分）

- 油揚げ……………4枚（120g）
- 水菜………………………1束
- A
  - 白すりごま………大さじ2
  - しょうゆ………大さじ1½
  - オリーブ油、みりん
    ……………各大さじ1

作り方 🕙 **10分**

1. 水菜は根元を落として3cm長さに切り、たっぷりの水にさらして水けをよくきる。
2. 油揚げはオーブントースターや魚焼きグリルでこんがりと焼き、短冊に切る。
3. ボウルにAを入れてよく混ぜ、1、2を加えてあえる。

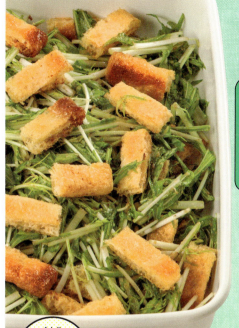

サラダ・マリネ

1人分 糖質 **2.4g** / 184kcal
冷蔵 **3日** ／ 冷凍 ×
しょうゆ味

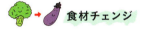

食材チェンジ

水菜1束→玉ねぎ1個を薄切りに。

白みその上品なコクとレモンのさわやかさ

豆腐ディップ

材料（4人分）

- 絹ごし豆腐………1丁（300g）
- A
  - 酢………………大さじ1
  - レモン汁、白みそ
    ……………各大さじ½
  - 塩、砂糖、マスタード
    ……………各小さじ⅔

作り方 🕙 **10分**

1. 絹ごし豆腐はペーパータオルに包み、上から重しをのせて水けをきる。
2. ボウルに1を入れて泡だて器でほぐしてなめらかにする。
3. Aを加えてよく混ぜ合わせる。

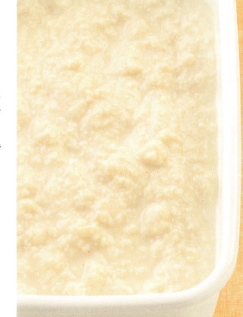

食材ひとつ

1人分 糖質 **2.1g** / 52kcal
冷蔵 **3日** ／ 冷凍 ×
こっくり

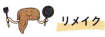

リメイク

アボカドやゆでたえびなどとあえて、洋風白和えに。

149

サブおかず

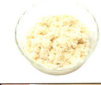

おから（生）

ゆるオフ

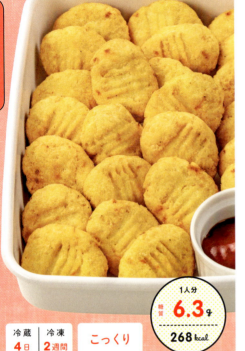

ふわふわ食感がクセになる
おからのチキンナゲット

材料（4人分）
- おから（生）……200g
- 鶏ひき肉……200g
- A
  - 溶き卵……1個分
  - マヨネーズ……大さじ3
  - 片栗粉……大さじ2
  - 塩、コンソメスープの素（顆粒）……各小さじ1/3
  - こしょう……少々
- 揚げ油……適量
- ケチャップ……大さじ2

作り方　⏱20分
1. ボウルにおから、鶏ひき肉、Aを入れてよく混ぜる。
2. 1をひと口大の小判形に成形し、フォークでくぼみをつける。
3. 170℃の揚げ油でカラッと揚げ、ケチャップをつけていただく。

OFF 糖質オフポイント
おからでかさ増しすることでヘルシーに。カレー粉やスパイスを混ぜ込んでも。

1人分 糖質 **6.3g** / 268kcal

冷蔵 4日 ｜ 冷凍 2週間　こっくり

本気オフ

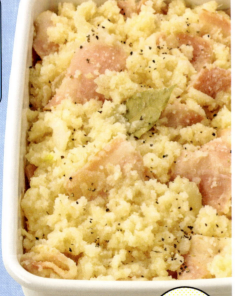

洋風に仕上げたラクうま卯の花
おからとベーコンのコンソメ煮

材料（4人分）
- おから（生）……200g
- ベーコン……4枚
- 玉ねぎ……1/2個
- にんにく（薄切り）……1片分
- オリーブ油……大さじ1・1/2
- A
  - 水……400ml
  - コンソメスープの素（顆粒）……小さじ1
  - 塩、砂糖……各小さじ1/3
  - ローリエ……1枚
- 粗びき黒こしょう……少々

作り方　⏱15分
1. ベーコンは5cm幅に切る。玉ねぎは1cm角に切る。
2. 鍋にオリーブ油を熱してにんにく、1をよく炒め、おからをほぐしながら加えて混ぜ合わせる。
3. Aを加えて弱めの中火にかけ、煮汁が少なくなるまで炒り煮にして粗びき黒こしょうをふる。

1人分 糖質 **3.0g** / 178kcal

冷蔵 3日 ｜ 冷凍 ×　塩味

食物繊維が多く、肉や粉代わりに使うと料理がヘルシーに。パサパサしがちなのでだし汁などを含ませてしっとり仕上げると食べやすい。

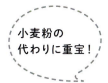
小麦粉の代わりに重宝！

100gあたり
糖質 **0.5**g
カロリー **88**kcal

サラダ・マリネ

中華風味がじっくりしみ込む
おからの中華風サラダ

材料（4人分）
- おから（生）……150g
- ロースハム……3枚
- きゅうり、にんじん……各⅓本
- 塩……少々
- 中華風ドレッシング（市販）……大さじ4

作り方 ⏱**20分**

1. おからはフライパンで水分をとばすようにして、から炒りする。
2. きゅうり、皮をむいたにんじんは薄い輪切りにし、塩をふってしんなりしたら水けを絞る。ロースハムは半分に切って細切りにする。
3. ボウルに1、2を入れて混ぜたら、中華風ドレッシングを加えてあえる。

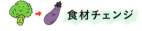 **食材チェンジ**
ロースハム3枚
→ツナ（油漬け缶詰）小1缶（70g）

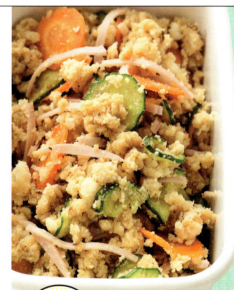

1人分
糖質 **2.9**g
105kcal

冷蔵 **3日** ／ 冷凍 **×**

しょうゆ味

食材ひとつ

豆板醤の辛みがあとをひく
おからのピリ辛みそ炒め

材料（4人分）
- おから（生）……200g
- 豆乳（無調整）……200mℓ
- ごま油……大さじ1
- おろしにんにく……小さじ⅔
- 豆板醤……小さじ1
- A ┌ みそ……大さじ2
    │ 砂糖……大さじ1½
    └ みりん……小さじ2
- 小ねぎ（小口切り）……適量

作り方 ⏱**15分**

1. ボウルにおからを入れ、豆乳を加えて混ぜる。
2. 鍋にごま油、おろしにんにく、豆板醤を入れて弱火にかける。
3. 香りが立ったら1を加え、中火で炒め合わせる。Aを加えてさらに汁けがなくなるまで炒め、小ねぎを散らす。

  リメイク
ごはんに混ぜて糖質オフおにぎりに。フライパンや焼き網で焼きおにぎりにしても。

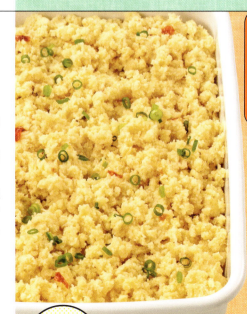

1人分
糖質 **6.0**g
132kcal

冷蔵 **3日** ／ 冷凍 **×**

みそ味

サブおかず

卵

ゆるオフ

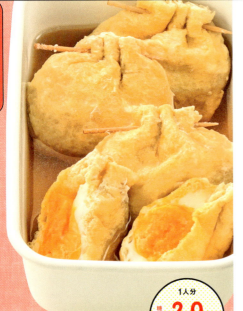

冷蔵 3日 | 冷凍 2週間 | しょうゆ味

1人分 糖質 2.0g / 130kcal

だしの味がしみ込む
卵のきんちゃく煮

材料（4人分）
- 卵 ………………………… 4個
- 油揚げ ……………………… 2枚
- A だし汁 ………………… 400ml
  薄口しょうゆ、酒、みりん
  　　　　　　　　 各大さじ1
  塩 ………………… 小さじ1/4

作り方 ⏱30分
1. 油揚げは箸を転がしてから半分に切り、口を開いておく。
2. 1に卵を1個ずつ割り入れ、口をつま楊枝でとめる。
3. 鍋にAを入れて中火で煮立て、2を加えてときどき煮汁をかけながら、15〜20分ほどしっかり煮る。

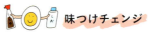 **味つけチェンジ**

薄口しょうゆ大さじ1
→カレー粉大さじ1/2でスパイシーに。

本気オフ

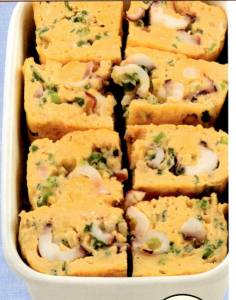

冷蔵 3日 | 冷凍 2週間 | こっくり

1人分 糖質 1.4g / 118kcal

ソースの甘辛さがポイント
たこ焼き風卵焼き

材料（4人分）
- 卵 ………………………… 4個
- ゆでだこ …………………… 50g
- 小ねぎ ……………………… 8本
- A 水 ………………… 大さじ2
  中濃ソース ……… 大さじ1/2
  和風だしの素（顆粒）
  　　　　　　　　　 小さじ1
- サラダ油 …………… 大さじ1

作り方 ⏱15分
1. ゆでだこは薄切りにして、ペーパータオルで水けをふき取る。小ねぎはみじん切りにする。
2. ボウルに卵を溶きほぐし、1とAを入れて混ぜる。
3. 卵焼き器にサラダ油を中火で熱し、2を流し入れて半熟状になるまで大きくかき混ぜる。卵のふちがかたまったら半分に折りたたみ、両面こんがりと焼いて、食べやすく切る。

食材チェンジ

ゆでだこ 50g
→かに風味かまぼこ4本

152

たんぱく質、ビタミン、ミネラルなど、多くの栄養素を含んでいる優秀な食材。
彩りもよく、野菜と合わせるとさらに栄養価がアップ。

100gあたり	
糖質	0.3 g
カロリー	142 kcal

サラダ・マリネ

ふんわり刻み卵の食感が楽しい
ミモザサラダ

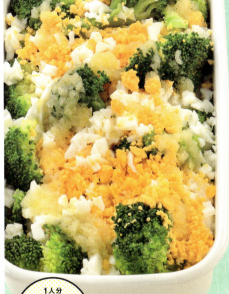

材料（4人分）
- 卵 …………………… 4個
- ブロッコリー ………… 1株
- A
  - 玉ねぎ（すりおろし）… ¼個分
  - オリーブ油 ……… 大さじ2
  - 白ワインビネガー … 大さじ1
  - 塩 ……………… 小さじ⅔
  - こしょう ……………… 少々

作り方 🕐 10分

1. 卵は水からゆで、沸騰してから12分加熱する。ゆであがったら水にとり、殻をむいて白身と黄身に分け、それぞれ細かく刻む。
2. ブロッコリーは小房に分け、塩ゆでしてザルにあげる。
3. 1、2を彩りよく盛り、合わせたAをかける。

OFF 糖質オフポイント
玉ねぎのすりおろしで甘みをつけると、糖質カットに。風味もプラスされ、さっぱり仕上がる。

1人分		
糖質 2.0g	冷蔵 3日	冷凍 ×
147 kcal		さっぱり

食材ひとつ

みそのコクで卵の中までおいしい
みそ漬け卵

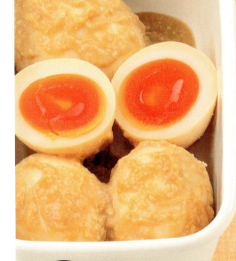

材料（4人分）
- 卵 …………………… 4個
- A
  - みそ ……………… 大さじ4
  - みりん、酒、めんつゆ
    （3倍濃縮）…… 各小さじ1

作り方 🕐 10分（＋漬け時間ひと晩）

1. 卵は室温にもどし、沸騰した湯に入れて7〜8分ゆでる。ゆであがったら水にとり、殻をむく。
2. ボウルにAを合わせ、ラップに¼量ずつ薄く塗って1を1個おいて包む。残りも同様にする。
3. 冷蔵庫でひと晩漬けて味をなじませる。

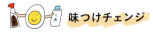 **味つけチェンジ**
みそ大さじ4
→しょうゆ、酢各大さじ2でさっぱりしょうゆ味に。

1人分		
糖質 1.8g	冷蔵 4日	冷凍 ×
96 kcal		みそ味

サブおかず

チーズ（クリームチーズ・カマンベール・パルメザン）

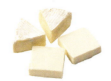

ゆるオフ

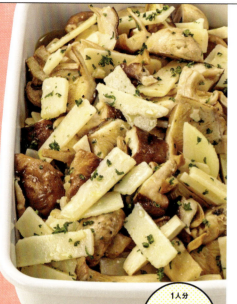

冷蔵 3日 ｜ 冷凍 3週間 ｜ 塩味

1人分 糖質 **1.8g** / 353 kcal

チーズときのこのうまみが混ざり合う

パルメザンときのこのマリネ

材料（4人分）
パルメザンチーズ（かたまり） ……………100g
しいたけ ……………200g
エリンギ ……………120g
マッシュルーム ……………80g
A ┌ 白ワイン ……………70ml
　├ レモン汁 ……………大さじ1
　├ 塩 ……………小さじ½
　└ にんにく（縦半分） ……1片分
オリーブ油 ……………100ml
パセリ（みじん切り） ……大さじ1

作り方　⏱15分（＋漬け時間30分）

1 しいたけは軸を落として十字に、マッシュルームは2等分、エリンギは2〜3等分長さにして縦4〜6等分にする。パルメザンチーズは薄めの短冊切りにする。

2 小鍋にAを入れて煮立て、保存容器に移して粗熱をとり、オリーブ油を注ぐ。

3 1のきのこはアルミホイルに広げ、オーブントースターで香りが立つまで焼く。

4 2に1のチーズ、3、パセリを入れて混ぜ合わせ、冷蔵庫で30分ほど漬ける。

本気オフ

冷蔵 3日 ｜ 冷凍 × ｜ しょうゆ味

1人分 糖質 **1.1g** / 89 kcal

クリームチーズが和の調味料とマッチ

クリームチーズのアスパラあえ

材料（4人分）
クリームチーズ ……………100g
グリーンアスパラガス ……6本
A ┌ 白すりごま ……大さじ½
　└ 薄口しょうゆ ……小さじ1

作り方　⏱15分

1 グリーンアスパラガスは、根元のかたい部分とはかまを除き、塩ゆでして乱切りにする。

2 室温にもどしたクリームチーズをボウルに入れ、Aを加えて混ぜたら、1を加えてさっくりとあえる。

OFF 糖質オフポイント
糖質が低いクリームチーズで味つけして、調味料は少なめに。

154

カルシウムが多く、肉や野菜と合わせると栄養バランスが整う。うまみ成分がたっぷりなので、料理の味に深みを出せる。

100gあたり	クリームチーズ	カマンベール	パルメザン
糖質	2.4g	0.0g	0.0g
カロリー	313kcal	291kcal	445kcal

サラダ・マリネ

チーズとおかかしょうゆが相性ばつぐん

カマンベールとトマトの和サラダ

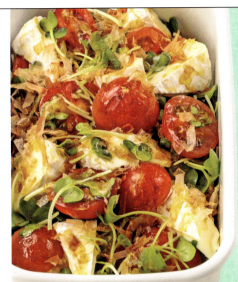

材料（4人分）
- カマンベールチーズ ………… 1個（100g）
- プチトマト ………… 12個
- 貝割れ大根 ………… ½パック
- A [しょうゆ、オリーブ油 ………… 各小さじ2]
- かつお節 ………… 1袋

作り方 ⏱ 5分

1. プチトマトはヘタを除いて半分に切る。貝割れ大根は根元を落として2cm長さに切る。カマンベールチーズは12等分の放射状に切る。
2. ボウルに1とAを入れてあえ、かつお節を加えてさっくり混ぜる。

1人分 糖質 2.2g / 109kcal
冷蔵 3日 / 冷凍 ×
さっぱり

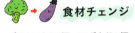
食材チェンジ
プチトマト12個→アボカド1個

食材ひとつ

ハーブが香るうまみたっぷりおつまみ

クリームチーズのオイル漬け

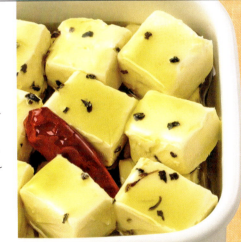

材料（4人分）
- クリームチーズ ………… 200g
- 赤唐辛子（種を除く）………… 1本
- ドライハーブ（タイム、バジルなど）………… 小さじ½
- A [サラダ油 ………… 大さじ2 / オリーブ油 ………… 大さじ1]

作り方 ⏱ 5分（＋漬け時間30分）

1. クリームチーズは、1.5cm角に切る。
2. 保存容器に1のクリームチーズ、赤唐辛子、ドライハーブを入れてAを注ぐ。
3. 冷蔵庫で30分ほど漬ける。

1人分 糖質 1.6g / 238kcal
冷蔵 4日 / 冷凍 3週間
こっくり

リメイク
ちぎったレタス、玉ねぎの薄切りなどのシンプルなサラダにドレッシング代わりにのせる。

サブおかず

ひじき

ゆるオフ

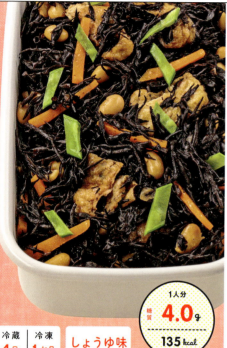

冷蔵 4日 | 冷凍 1か月 | しょうゆ味

1人分 糖質 4.0g / 135kcal

和食の定番、栄養満点おかず
ひじきの煮もの

材料（4人分）

- 芽ひじき（乾燥）……………30g
- 大豆（水煮）…………………50g
- 油揚げ…………………………1枚
- にんじん………………………1/3本
- さやえんどう…………………5枚
- サラダ油……………………大さじ2
- A [だし汁……………………300ml
　　 酒、しょうゆ……各大さじ2
　　 みりん、砂糖……各小さじ2]

作り方 ⏱20分

1. 芽ひじきはさっと洗ってたっぷりの水でもどし、水けをきる。
2. 大豆は水けをきり、油揚げは油抜きをして短冊切りにする。にんじんは皮をむいて3cm長さの細切りにする。
3. さやえんどうはヘタとすじを除いて斜め切りにする。ラップに包んで電子レンジ（600W）で40秒加熱して粗熱をとる。
4. 鍋にサラダ油を中火で熱し、1、2を炒める。しんなりしたらAを加え、落としぶたをして15分ほど煮て3を加えてさっと煮る。

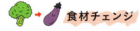 食材チェンジ

芽ひじき（乾燥）30g
→切り干し大根（乾燥）40g

本気オフ

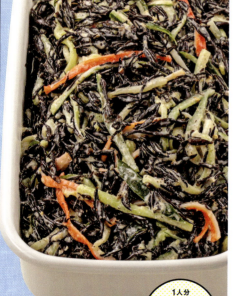

冷蔵 3日 | 冷凍 × | こっくり

1人分 糖質 2.5g / 144kcal

ごまの風味がたっぷり味わえる
ひじきのごまマヨあえ

材料（4人分）

- 芽ひじき（乾燥）……………20g
- かに風味かまぼこ……………4本
- きゅうり………………………2本
- 塩………………………………少々
- A [マヨネーズ、白練りごま
　　　　　　　　……各大さじ2
　　 白いりごま………大さじ1]

作り方 ⏱15分

1. 芽ひじきはさっと洗ってたっぷりの水でもどし、水けをきる。耐熱容器に入れてラップをし、電子レンジ（600W）で3分加熱して粗熱をとる。きゅうりは細切りにして塩をふり、水けを絞る。かに風味かまぼこは手で裂く。
2. 耐熱容器にAを混ぜ合わせ、ラップをして電子レンジ（600W）で30秒加熱して粗熱をとる。
3. 2に1を加えてあえる。

OFF 糖質オフポイント

練りごまを使いすぎると糖質が高くなるので、いりごまをプラスして風味を出す。

食物繊維が豊富でカルシウムもたっぷり。
少量の調味料でも味がしっかりしみ込みやすい。

100gあたり	
糖質	0.4g
カロリー	180kcal

さっぱりしていて口直しにぴったり
ひじきと玉ねぎの甘酢サラダ

サラダ・マリネ

材料（4人分）
- 芽ひじき（乾燥）……… 20g
- 紫玉ねぎ …………………… 1/2個
- A
  - 酢 ………………… 50mℓ
  - 砂糖 ……………… 大さじ1
  - 塩 ………………… 小さじ2/3
- かつお節 …………………… 1袋

作り方　⏱15分
1. 芽ひじきはさっと洗ってたっぷりの水でもどす。熱湯でさっとゆでてザルにあげる。
2. 紫玉ねぎは薄切りにしてAと混ぜ、玉ねぎがしんなりしたら1を加えて混ぜ、かつお節を加えてさっくり混ぜる。

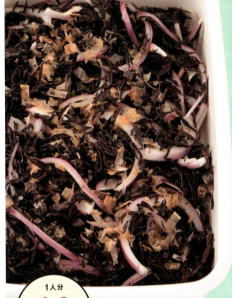

1人分　糖質 **4.2g**　32kcal
冷蔵 4日 ／ 冷凍 ×　**甘酸っぱい**

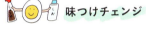
味つけチェンジ
かつお節1袋
→赤じそふりかけ小さじ1で梅風味に。

カレー味がちょっと新鮮
ひじきのカレー炒め

食材ひとつ

材料（4人分）
- 芽ひじき（乾燥）……… 20g
- カレー粉、サラダ油
  　………………… 各小さじ1
- A
  - しょうゆ、みりん、酒
  　………………… 各大さじ1

作り方　⏱15分
1. 芽ひじきはさっと洗ってたっぷりの水でもどし、水けをきる。
2. フライパンにサラダ油を中火で熱し、1、カレー粉を炒める。
3. 2にAを加えて、汁けをとばしながら炒め合わせる。

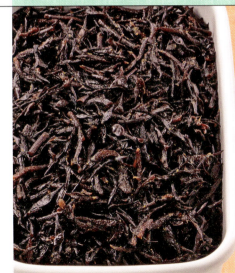

1人分　糖質 **1.5g**　38kcal
冷蔵 4日 ／ 冷凍 1か月　**スパイシー**

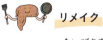
リメイク

合いびき肉やピーマンと炒め合わせて肉そぼろ風に。

サブおかず

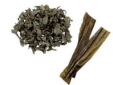

わかめ・昆布

ゆるオフ

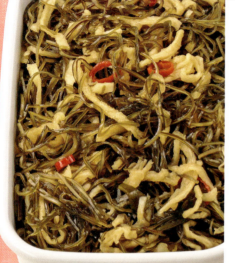

冷蔵 4日 / 冷凍 1か月　しょうゆ味

1人分 糖質 6.0g / 43kcal

シャキシャキの歯ごたえが心地よい

昆布と切り干しのはりはり漬け

材料（4人分）

刻み昆布（乾燥）……………… 20g
切り干し大根（乾燥）……… 15g
A｜赤唐辛子（小口切り）…1本分
　｜だし汁……………… 120ml
　｜酢………………… 大さじ4
　｜しょうゆ………… 大さじ2
　｜砂糖……………… 大さじ1½
　｜塩………………… 小さじ½

作り方 ⏱15分（+漬け時間ひと晩）

1. 刻み昆布、切り干し大根は水でもどして水けをしっかり絞る。
2. 鍋にAを煮立て、火を止めて1を加えてひと晩漬ける。

OFF 糖質オフポイント

昆布や切り干し大根のうまみがあるので、調味料は少なめにして糖質をカット。

本気オフ

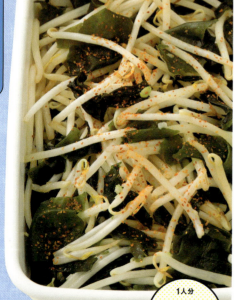

冷蔵 3日 / 冷凍 ×　ピリ辛

1人分 糖質 1.0g / 44kcal

シャッキリもやしに海の香りを添えて

わかめともやしの中華炒め

材料（4人分）

わかめ（乾燥）………………… 10g
もやし ………………………… 1袋
長ねぎ ………………………… ¼本
ごま油 ……………………… 大さじ1
しょうゆ …………………… 大さじ1
塩、こしょう、一味唐辛子
　………………………………… 各少々

作り方 ⏱10分

1. わかめは水でもどして水けをしっかり絞る。長ねぎはみじん切りにする。
2. フライパンにごま油を熱し、1の長ねぎを炒め、わかめ、もやしを加えて強火でさっと炒め合わせる。
3. しょうゆを回し入れ、塩、こしょうで味を調えて、一味唐辛子をふる。

リメイク

鶏がらスープでのばして溶き卵を加え、中華スープに。

ミネラルの宝庫で鉄やマグネシウムなどがたっぷり。
昆布はうまみをいかしてだしとしても使える。

少量使いでもおなか満足

100gあたり

	わかめ（乾燥）	刻み昆布
糖質	12.7g	0.4g
カロリー	164kcal	119kcal

サラダ・マリネ

じゃこの風味と食感がアクセント
わかめとかぶの焼きサラダ

材料（4人分）
- わかめ（乾燥）……10g
- ちりめんじゃこ……20g
- かぶ……大1個
- ごま油……大さじ1
- A［しょうゆ、酒…各大さじ½
   みりん……小さじ1］

作り方 ⏱10分

1. わかめは水でもどして水けをしっかり絞り、食べやすく切る。かぶは皮をむいて2mm幅のいちょう切りにする。
2. フライパンにごま油を強火で熱してかぶを1分ほど炒め、わかめ、ちりめんじゃこを加えてさらに炒めて水けをとばす。
3. Aを回し入れ、水けをとばしながら2分ほど炒めて、味をからめる。

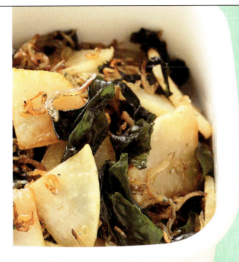

1人分 糖質 **1.2g** / 57kcal
冷蔵 3日 ｜ 冷凍 ×
甘辛

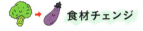
食材チェンジ
かぶ大1個→しめじ1袋

食材ひとつ

だしをたっぷり含ませてうまみアップ
わかめのだしびたし

材料（4人分）
- わかめ（乾燥）……15g
- しょうが（せん切り）……1片分
- A［しょうゆ……大さじ½
   みりん……小さじ1
   塩……小さじ½
   だし汁……400ml］

作り方 ⏱15分（＋漬け時間2時間）

1. わかめは水でもどして水けをしっかり絞る。
2. 鍋にA、しょうがを入れて煮立て、1を加えてさっと煮る。
3. 2を保存容器に移して、冷蔵庫で2時間ほど漬ける。

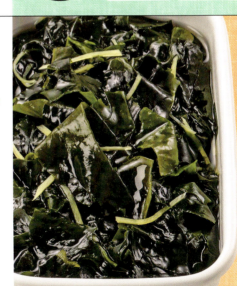

1人分 糖質 **0.9g** / 15kcal
冷蔵 3日 ｜ 冷凍 1か月
さっぱり

味つけチェンジ
A→コンソメスープ400ml、塩、こしょう各少々で洋風に。

サブおかず

こんにゃく

ゆるオフ

食感のよいこんにゃくと根菜を甘辛仕立てに
こんにゃくと根菜の炒り煮

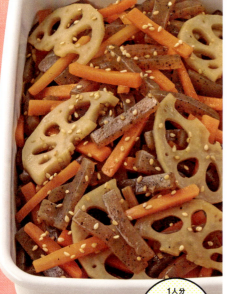

冷蔵 3日 ／ 冷凍 ×　しょうゆ味

1人分 糖質 5.9g / 66kcal

材料（4人分）
- こんにゃく（黒/アク抜き不要のもの） ……… 1枚（250g）
- にんじん ……… 1本
- れんこん ……… 100g
- ごま油 ……… 大さじ1
- A｜だし汁 ……… 70ml
　｜しょうゆ ……… 大さじ1
　｜砂糖 ……… 大さじ½
　｜塩 ……… 小さじ⅕
- 白いりごま ……… 大さじ½

作り方 ⏱15分
1. こんにゃく、皮をむいたにんじんは4cm長さの棒状に切る。れんこんは皮をむいて縦半分に切り、4mm幅の半月切りにしてさっと洗って水けをふく。
2. フライパンにごま油を熱し、1のこんにゃくを炒める。れんこん、にんじんも加えてさっと炒め合わせる。
3. Aを加えて汁けをとばすように炒め煮にしたら、白いりごまをふる。

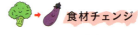 食材チェンジ
れんこん100g→ごぼう100g

本気オフ

お肉を巻いてボリュームアップ
こんにゃくステーキ

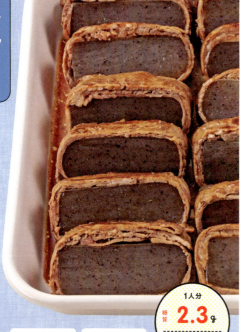

冷蔵 3日 ／ 冷凍 ×　こっくり

1人分 糖質 2.3g / 149kcal

材料（4人分）
- こんにゃく（黒/アク抜き不要のもの） ……… 2枚（500g）
- 牛もも薄切り肉 ……… 200g
- A｜水 ……… 100ml
　｜焼肉のたれ（市販） ……… 大さじ1½
- サラダ油 ……… 小さじ1
- B｜バター ……… 10g
　｜しょうゆ ……… 大さじ2

作り方 ⏱20分
1. こんにゃくは半分の長さに切ってAとともにフライパンに入れ、汁けがなくなるまで煮たら、そのまま粗熱をとる。
2. 1に牛もも薄切り肉をしっかり巻きつける。
3. フライパンにサラダ油を熱し、2の巻き終わりを下にして両面こんがりと焼く。Bを加えてよくからめたら、食べやすく切る。

OFF 糖質オフポイント
こんにゃくだけだと物足りなくても、牛肉を巻けば満足な1品に。バターでコクある味わいに仕上げて。

160

食物繊維をたっぷりと含んでおり、腸内を掃除してくれる。
切り込みを入れると味がしみやすくなり、少ない調味料でもしっかり味がつく。

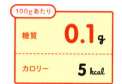
100gあたり
糖質 0.1g
カロリー 5kcal

サラダ・マリネ

すりおろし玉ねぎがたっぷりからんだ
こんにゃくのオニオンマリネ

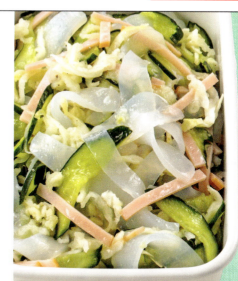

材料（4人分）
- こんにゃく（白／アク抜き不要のもの） …… 1枚（250g）
- ハム ………………… 5枚
- きゅうり ……………… 2本
- 切り干し大根（乾燥） …… 15g
- 塩 …………………… 少々
- A
  - 玉ねぎ（すりおろし）… 1/4個分
  - 米酢、サラダ油… 各大さじ3
  - 砂糖 …………… 小さじ1 1/3
  - 塩 ……………… 小さじ1/2
  - こしょう ………… 少々

作り方 🕙 10分（＋漬け時間30分）

1 こんにゃくは半分の厚さにして薄切りにする。切り干し大根は水でもどして水けを絞り、ざく切りにする。きゅうりは縦半分に切ってから斜め薄切りにして、塩をふり、水けを絞る。ハムは半分に切ってから3mm幅に切る。

2 ボウルにAを合わせて1を入れ、さっくり混ぜて冷蔵庫で30分ほど漬ける。

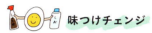
味つけチェンジ
砂糖小さじ1 1/3
→粒マスタード小さじ1にしてさわやかな風味に。

1人分
糖質 6.1g
167kcal
冷蔵 3日 ／ 冷凍 ×
さっぱり

食材ひとつ

糖質ゼロ食材だから甘めのみそもOK
こんにゃく田楽みそ

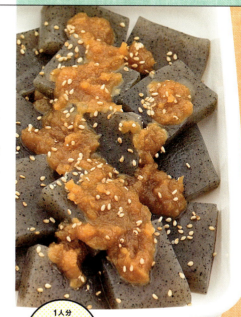

材料（4人分）
- こんにゃく（黒／アク抜き不要のもの） ……… 小1枚（200g）
- A
  - 砂糖、みそ …… 各大さじ2
  - みりん、水 …… 各大さじ1
- 白いりごま ……………… 適量

作り方 🕙 10分

1 こんにゃくは半分の厚さにして8等分に切り、さっとゆでる。

2 鍋にAを入れて弱火にかけ、煮つめてとろっとしたら火を止め、1にのせて白いりごまをふる。

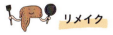
リメイク
みそ味をいかして大根や卵と煮込み、糖質オフのおでんに。

1人分
糖質 6.7g
48kcal
冷蔵 3日 ／ 冷凍 ×
みそ味

サブおかず

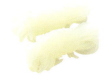

しらたき

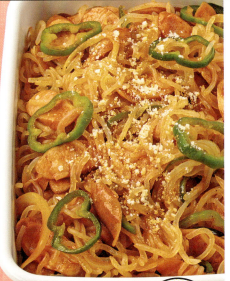

ゆるオフ

冷蔵 3日 ｜ 冷凍 × ｜ こっくり

1人分 糖質 **6.9**g / 194 kcal

ケチャップでしっかり味をつけて
しらたきナポリタン炒め

材料（4人分）
しらたき（アク抜き不要のもの）
　　　　　　　　　　　2袋（400g）
ウインナーソーセージ……8本
玉ねぎ……………………1/4個
ピーマン…………………2個
オリーブ油………………大さじ1
A┌トマトケチャップ…大さじ4
　│めんつゆ（3倍濃縮タイプ）
　└　　　　　　　　　　小さじ1
塩、こしょう……………各少々
粉チーズ…………………大さじ1

作り方 🕐 15分
1 しらたきは食べやすく切る。ウインナーソーセージは斜め薄切り、玉ねぎは薄切り、ヘタと種を除いたピーマンは薄い輪切りにする。
2 フライパンにオリーブ油を熱し、1のしらたきの水けをとばすように炒める。ウインナーと玉ねぎを加え、玉ねぎがしんなりしたらピーマンを加えて炒め合わせる。
3 Aを加えて汁けがなくなるまで炒めたら、塩、こしょうで味を調えて粉チーズをふる。

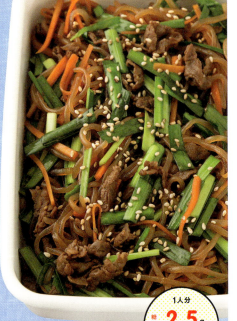

本気オフ

冷蔵 3日 ｜ 冷凍 × ｜ しょうゆ味

1人分 糖質 **2.5**g / 104 kcal

うまみたっぷり韓国風味
しらたきのチャプチェ

材料（4人分）
しらたき（アク抜き不要のもの）
　　　　　　　　　　　大1袋（350g）
牛もも薄切り肉…………100g
にんじん…………………1/4本
にら………………………1/2束
しょうが（みじん切り）、
にんにく（みじん切り）
　　　　　　　　　　各1/2片分
ごま油……………………大さじ1
A┌オイスターソース…大さじ1・1/2
　│しょうゆ…………大さじ1
　└酒………………大さじ1/2
白いりごま………………小さじ1

作り方 🕐 20分
1 牛もも薄切り肉は細切りにする。にんじんは皮をむいてせん切り、にらは2cm長さにする。
2 しらたきは食べやすく切り、フライパンでから炒りして水けをとばし、取り出す。
3 同じフライパンにごま油を熱し、しょうが、にんにくを炒める。香りが立ったら牛肉を加えて炒め、火が通ったらにんじんを加えて炒め合わせる。
4 A、2をもどし入れて、水けがなくなるまで炒め煮にする。にらを加えてさっと炒め、白いりごまをふる。

低糖質で、カロリーが低く、食物繊維がたっぷり。
しっかり加熱すると、味がしみ込みやすくなる。

麺代わりに使える

100gあたり	
糖質	0.1g
カロリー	7kcal

サラダ・マリネ

香菜たっぷりのタイ風サラダ
しらたきヤムウンセン

材料（4人分）
- しらたき（アク抜き不要のもの）……2袋（400g）
- ブラックタイガー（むき）……8尾
- 紫玉ねぎ……1/2個
- 香菜……1束
- A
  - しょうが（すりおろし）……1/2片分
  - 赤唐辛子（小口切り）……1本分
  - ナンプラー、米酢、サラダ油……各大さじ2
  - 砂糖……大さじ1
  - こしょう……少々

作り方 ⏱10分

1. しらたきは食べやすく切る。ブラックタイガーはゆでてザルにあげ、水けをふいて半分の厚さに切る。紫玉ねぎは薄切り、香菜はざく切りにする。Aはボウルに合わせておく。
2. 1のしらたきはフライパンでから炒りし、熱いうちにAに入れてあえ、そのまま粗熱をとる。
3. ゆでえび、紫玉ねぎ、香菜を加えてさっくりあえる。

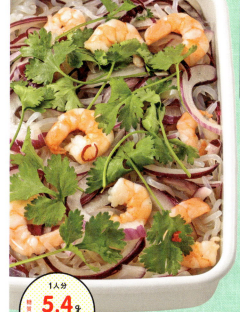

1人分 糖質 5.4g / 116kcal
冷蔵 3日 ／ 冷凍 ×
さっぱり

食材ひとつ

中濃ソースと青のりが食欲をそそる
ソースきんぴらしらたき

材料（4人分）
- しらたき（アク抜き不要のもの）……2袋（400g）
- ごま油……大さじ1
- A
  - 中濃ソース……大さじ4
  - 鶏がらスープの素（顆粒）……小さじ1/2
- 青のり……小さじ1/2

作り方 ⏱5分

1. しらたきは食べやすく切ってフライパンでから炒りし、ごま油を回しかけて炒め合わせる。
2. 油が回ったら合わせたAを加えて汁けがなくなるまで炒め、仕上げに青のりをふる。

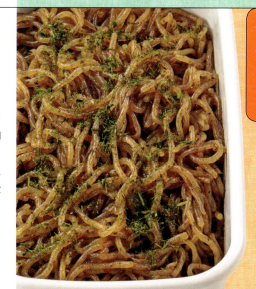

1人分 糖質 4.9g / 58kcal
冷蔵 3日 ／ 冷凍 ×
甘辛

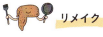
リメイク

にんじんの短冊切り、キャベツのざく切り、豚こま切れ肉と炒めて焼きそば風に。

Column 3 糖質オフ 時短 おつまみレシピ

糖質オフのよいところは、お酒も楽しめること。選び方に気をつけて上手にお酒を楽しみましょう。

主なお酒の糖質量

糖質ゼロ ← 糖質低め → 糖質高め

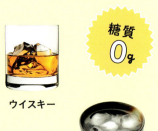

糖質 0g

- ウイスキー
- 焼酎・泡盛（ロック）
- ブランデー
- 糖質ゼロ発泡酒
- ハイボール

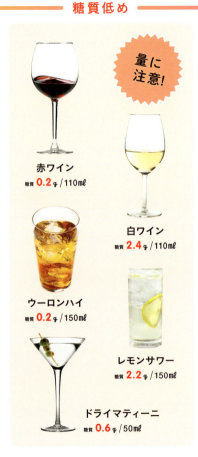

量に注意!

- 赤ワイン 糖質 0.2g／110mℓ
- 白ワイン 糖質 2.4g／110mℓ
- ウーロンハイ 糖質 0.2g／150mℓ
- レモンサワー 糖質 2.2g／150mℓ
- ドライマティーニ 糖質 0.6g／50mℓ

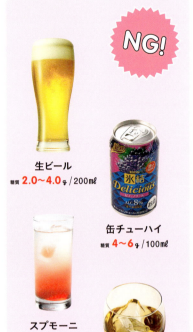

NG!

- 生ビール 糖質 2.0〜4.0g／200mℓ
- 缶チューハイ 糖質 4〜6g／100mℓ
- スプモーニ 糖質 7.8g／150mℓ
- 梅酒（ロック）糖質 12.9g／60mℓ

居酒屋おつまみの糖質量
糖質の高い揚げものや、主食以外のものがおすすめ

枝豆（塩ゆで）50g 糖質 2.2g

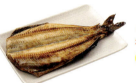
ほっけ開き焼き 300g 糖質 0.6g

塩昆布キャベツ 25g 糖質 1.4g

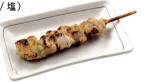
焼き鳥（もも／塩）22g 糖質 0g

もずく酢 50g 糖質 5.7g

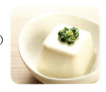
冷奴（絹ごし豆腐）100g 糖質 0.9g

糖質オフ 時短 おつまみ レシピ

シャキシャキきゅうりにからまる刺激
きゅうりのピリ辛あえ

材料（2人分）

- きゅうり ……………… 2本
- 桜えび ………………… 10g
- A
  - ごま油 ………… 大さじ1
  - しょうゆ、酢 …… 各大さじ½
  - 豆板醤 ………… 小さじ½

作り方 ⏱ **5分**

1 きゅうりはヘタを落としてめん棒などでたたき、食べやすい大きさにする。桜えびは粗みじん切りにする。
2 ボウルに **A** を混ぜ合わせ、**1** を加えてあえる。

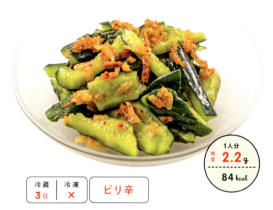

冷蔵 3日 ／ 冷凍 × ／ ピリ辛

1人分 糖質 **2.2g** / 84 kcal

彩り豊かなさっぱりおつまみ
トマトザーサイ冷奴

材料（2人分）

- 絹ごし豆腐 …………… 1丁
- トマト ………………… 1個
- ザーサイ ……………… 20g
- A
  - ごま油 ………… 大さじ1
  - しょうゆ ……… 小さじ½
- 青じそ（せん切り）…… 2枚分

作り方 ⏱ **5分**

1 トマトはヘタを除いて1cm角に切り、ザーサイは粗みじん切りにする。
2 **1** をボウルに入れ、**A** を加えて混ぜ合わせる。
3 絹ごし豆腐は水けをきり、半分に切って器に盛る。**2** をかけて青じそをのせる。

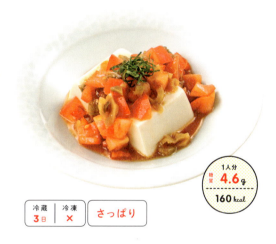

冷蔵 3日 ／ 冷凍 × ／ さっぱり

1人分 糖質 **4.6g** / 160 kcal

ピリッとしたわさびが影の役者
ささみのマヨわさあえ

材料（2人分）

- 鶏ささみ ………… 2本(80g)
- 貝割れ大根 ………… ¼パック
- A
  - 酒 ……………… 大さじ1
  - 塩 ………………… 少々
- B
  - マヨネーズ …… 大さじ2
  - 練りわさび …… 小さじ1

作り方 ⏱ **7分**

1 鶏ささみは耐熱容器に入れて **A** をまぶし、ふんわりとラップをして電子レンジ（600W）で2分加熱する。粗熱がとれたら、すじを取り除きながら手で裂く。
2 貝割れ大根は根元を落として半分の長さに切る。
3 **B** と **1** をボウルで混ぜ、**2** を加えてさっくりとあえる。

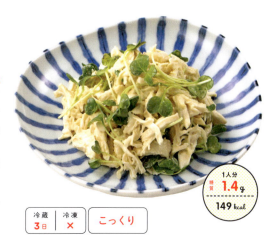

冷蔵 3日 ／ 冷凍 × ／ こっくり

1人分 糖質 **1.4g** / 149 kcal

チーズがパリパリのおつまみに変身
チーズせんべい

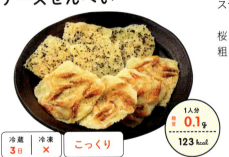

冷蔵 3日 ／ 冷凍 ×　こっくり
1人分 糖質 0.1g　123 kcal

材料（2人分）
- スライスチーズ（とろけるタイプ） …… 4枚
- 桜えび …… 8g
- 粗びき黒こしょう …… 少々

作り方 ⏱ 5分
1. スライスチーズは十字に4等分に切り、耐熱容器の上にのせたオーブンシートに並べる。
2. 半分のチーズには桜えびをのせ、残りのチーズには粗びき黒こしょうをふる。
3. ラップはせずに電子レンジ（600W）で**2**を1分加熱し、取り出す。粗熱がとれたらオーブンシートからはがす。

外側がカリカリでスパイシー
厚揚げのカレーチーズ炒め

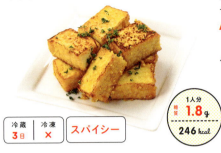

冷蔵 3日 ／ 冷凍 ×　スパイシー
1人分 糖質 1.8g　246 kcal

材料（2人分）
- 厚揚げ …… 1枚（300g）
- サラダ油 …… 小さじ1
- **A**｜ 粉チーズ …… 大さじ1
　　　 カレー粉、塩 …… 各小さじ¼
- パセリ（みじん切り） …… 適量

作り方 ⏱ 5分
1. 厚揚げは半分の厚さに切り、1.5cm幅に切る。
2. フライパンにサラダ油を中火で熱して**1**を炒める。こんがりと焼き色がついたら、混ぜ合わせた**A**を加えてからめる。
3. 器に盛り、パセリをふる。

ベーコンを巻いてボリュームアップ
うずらのベーコン巻き串

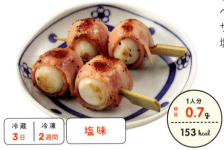

冷蔵 3日 ／ 冷凍 2週間　塩味
1人分 糖質 0.7g　153 kcal

材料（2人分）
- うずらの卵（水煮） …… 8個
- ベーコン …… 2枚
- サラダ油 …… 小さじ1
- 塩、粗びき黒こしょう …… 各少々

作り方 ⏱ 8分
1. ベーコンは十字に4等分に切る。切ったベーコン1枚につき、うずらの卵1個を巻き、2個ずつ串に刺す。
2. フライパンにサラダ油を弱中火で熱して**1**を焼き、片面に焼き色がついたら裏返してさらに焼く。
3. こんがりと焼き色がついたら塩、粗びき黒こしょうをふる。

蒸し焼きにすれば芯までおいしい
ペペロンキャベツ

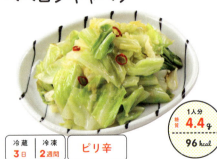

冷蔵 3日 ／ 冷凍 2週間　ピリ辛
1人分 糖質 4.4g　96 kcal

材料（2人分）
- キャベツ …… ¼個
- にんにく（みじん切り） …… 1片分
- 赤唐辛子（小口切り） …… 2本分
- オリーブ油 …… 大さじ1
- 白ワイン …… 大さじ2
- 塩 …… 小さじ¼

作り方 ⏱ 5分
1. キャベツは芯ごとざく切りにする。
2. フライパンににんにく、赤唐辛子、オリーブ油を入れて弱火にかける。にんにくの香りが立ったらキャベツを加えて炒め、油が回ったら白ワインを加えて、ふたをして弱火で3分ほど蒸し焼きにする。
3. ふたをはずして強火で水けをとばすようにして炒め、塩で味を調える。

糖質オフ 時短 おつまみ レシピ

きのこのワイン蒸し
きのこの豊かな味を再発見

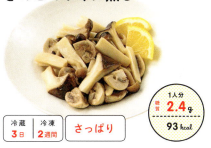

冷蔵3日 / 冷凍2週間 / さっぱり
1人分 糖質 2.4g / 93kcal

材料（2人分）
しめじ、エリンギ……各1パック
マッシュルーム……………6個
A ┌ 白ワイン…………大さじ2
　├ 塩………………小さじ¼
　└ こしょう………………少々
バター………………………15g
レモン（いちょう切り）………2枚

作り方 ⏱7分
1. しめじは石づきを落としてほぐし、エリンギは半分の長さに切って4等分に、マッシュルームも4等分に切る。
2. 耐熱ボウルに**1**と**A**を入れて混ぜ、バターを加える。ふんわりとラップをして、電子レンジ（600W）で4分加熱する。
3. 取り出したらよく混ぜて器に盛り、レモンを添える。

ズッキーニのたらこ炒め
たらこの風味とプチプチ感が絶妙

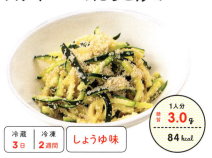

冷蔵3日 / 冷凍2週間 / しょうゆ味
1人分 糖質 3.0g / 84kcal

材料（2人分）
ズッキーニ……………………1本
たらこ…………………………1腹
A ┌ 酒、みりん、しょうゆ
　└　　　　　　　各小さじ1
サラダ油……………大さじ½

作り方 ⏱7分
1. ズッキーニは4cm長さの細切りにする。
2. たらこはボウルに入れ、薄皮を除いてほぐし、**A**を加えて混ぜる。
3. フライパンにサラダ油を入れて中火で熱し、**1**を炒める。うっすらと焼き色がついたら**2**を加え、汁けがなくなるまで炒める。

ツナのクリチーディップ
野菜がモリモリ食べられるコク深い味

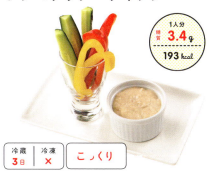

冷蔵3日 / 冷凍× / こっくり
1人分 糖質 3.4g / 193kcal

材料（2人分）
ツナ（油漬け缶詰）……小1缶（70g）
パプリカ（赤・黄）………各¼個
きゅうり………………………1本
A ┌ クリームチーズ（室温にもどす）
　│　　　　　　　　　　50g
　├ にんにく（すりおろし）…1片分
　├ 塩………………小さじ¼
　└ こしょう………………少々

作り方 ⏱5分
1. パプリカはヘタと種を取り除いて1cm幅の細切りに、きゅうりは半分長さに切って4等分にする。
2. ボウルに**A**と缶汁をきったツナを加え、よく混ぜ合わせる。
3. **1**と**2**を器に盛り、野菜につけながらいただく。

わかめのキムチあえ
キムチの味つけでお酒がすすむ

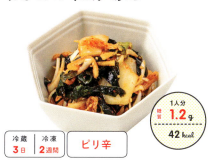

冷蔵3日 / 冷凍2週間 / ピリ辛
1人分 糖質 1.2g / 42kcal

材料（2人分）
わかめ（乾燥）…………………5g
白菜キムチ……………………50g
長ねぎ………………………¼本
A ┌ ごま油、しょうゆ、
　└ 白いりごま……各小さじ1

作り方 ⏱5分
1. わかめは水でもどして水けをしっかり絞る。長ねぎは斜め薄切りにする。
2. ボウルに**1**と白菜キムチ、**A**を加えてあえる。

Column 4 糖質オフスイーツレシピ

糖質オフ中でも食べたくなるおやつ。低糖質のものを選べば、がまんしなくてOKです。

おすすめ市販おやつ

おやつは1日糖質量5〜10g前後をめやすにしましょう。
噛みごたえのある食材だと満足感が得られます。

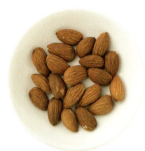

アーモンド
20g
糖質 約 **1.1**g

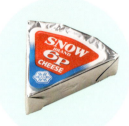

プロセスチーズ
20g
糖質 **0**g

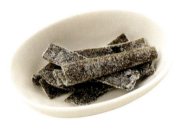

酢昆布
7g
糖質 **1.1**g

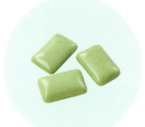

糖衣ガム
3g
糖質 約 **2.9**g

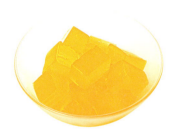

糖質ゼロ寒天ゼリー
100g
糖質 **0**g

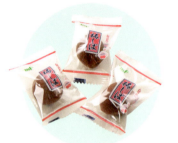

カリカリ梅
30g
糖質 約 **1.6**g

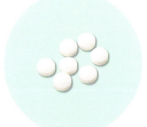

ミントタブレット
1g
糖質 約 **1.0**g

市販のものを選ぶときのポイント

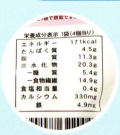

市販のものを選ぶときは、栄養成分表を確認しましょう。糖質量がのっていないときは、炭水化物から食物繊維を引くと糖質量がわかります。

糖質オフスイーツレシピ

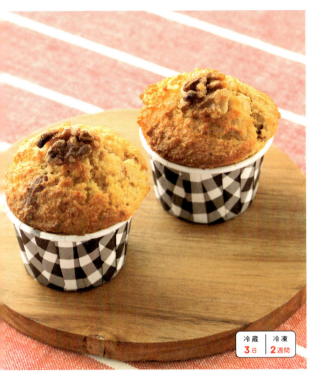

1人分
糖質 **11.6g**
196kcal

ナッツたっぷりの贅沢マフィン
おからとナッツのプチマフィン

材料（4人分 小カップ4つ分）

バター	20g
砂糖	20g
A 溶き卵	1個分
おから(生)	50g
小麦粉	30g
ベーキングパウダー	小さじ½
バニラエッセンス	少々
ミックスナッツ	40g
くるみ	4個

作り方 ⏱ **30分**

1 ボウルに常温にもどしたバター、砂糖を入れて、ゴムべらでよく混ぜる。
2 1にAを上から順に加え、その都度よく混ぜ合わせる。マフィンカップに均等に流し入れ、くるみを1つずつのせる。
3 190℃に予熱したオーブンで20分焼く。

冷蔵 3日 ／ 冷凍 2週間

材料（直径13cm丸型1個分）

クリームチーズ	200g
プレーンヨーグルト	100g
レモン汁	大さじ½
メープルシロップ	50g
ゼラチン	7g
水	大さじ3
ミント	適量

作り方 ⏱ **10分** (+冷やし時間 2時間)

1 クリームチーズは室温にもどし、ゼラチンは耐熱ボウルに入れ、水を加えてふやかす。
2 ボウルにクリームチーズを入れて、ゴムべらで混ぜてなめらかにする。ヨーグルト、レモン汁、メープルシロップを加えてさらによく混ぜる。
3 1のゼラチンを電子レンジ（600W）で20秒加熱し、よく混ぜて溶かす。2に加えて混ぜ合わせ、型に流し入れて冷蔵庫で冷やす。かたまったら6等分に切る。あればミントを添える。

冷蔵 3日 ／ 冷凍 ✕

メープルシロップのやさしい甘さが魅力
メープルレアチーズケーキ

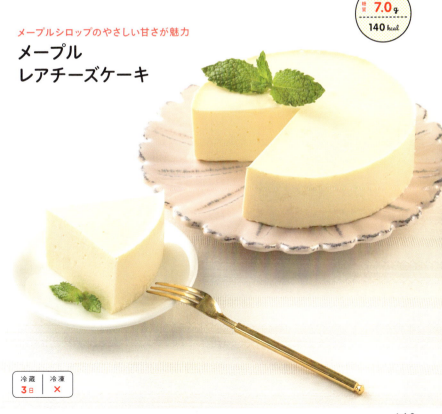

1人分
糖質 **7.0g**
140kcal

169

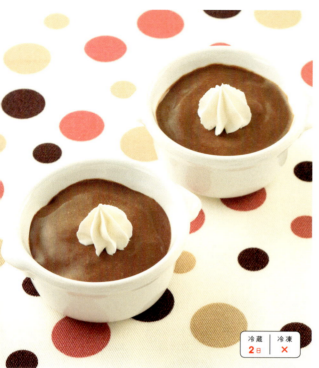

インスタントコーヒーが隠し味

チョコ風ババロア

1人分 糖質 **13.9**g / **214** kcal

材料（2人分）
- ゼラチン……………… 2g
- 水 ………………… 大さじ1
- A
  - 牛乳 ……………… 100ml
  - ココアパウダー …… 5g
  - 砂糖 ……………… 大さじ1
  - インスタントコーヒー ………………… 小さじ1
- 生クリーム ……… 大さじ3
- 砂糖 ……………… 大さじ1
- ホイップクリーム（無糖） ………………… 適量

冷蔵 2日 ／ 冷凍 ×

作り方 ⏱10分（＋冷やし時間2時間）

1. ゼラチンは水を加えてふやかす。
2. 鍋に **A** を入れて弱火にかけて混ぜ、沸騰直前に火からおろし、**1** を加えて混ぜる。ゼラチンが溶けたら冷やしながらとろみがつくまで混ぜる。
3. ボウルに生クリーム、砂糖を入れて、泡立て器でツノが立つまで泡立てる。
4. **2** に **3** を少しずつ加えて、ゴムべらできるようにさっくり混ぜる。容器に等分に流し入れて冷蔵庫で冷やしかためる。あればホイップクリームをのせる。

外はサクッ、中はしっとり食感

コロコロおからドーナッツ

1人分 糖質 **17.9**g / **200** kcal

材料（2人分）
- おから（生）……………… 50g
- ホットケーキミックス …… 40g
- 牛乳 ……………… 大さじ2
- 揚げ油 ……………… 適量
- A
  - 砂糖、きなこ … 各大さじ½
  - 塩 ………………… 少々

作り方 ⏱20分

1. ボウルにおから、ホットケーキミックス、牛乳を入れてよくこねて、6等分にしてひと口大に丸める。
2. 180℃の揚げ油に、**1** を入れ、色づくまで揚げる。
3. 油をきって、混ぜ合わせた **A** をまぶす。

冷蔵 3日 ／ 冷凍 2週間

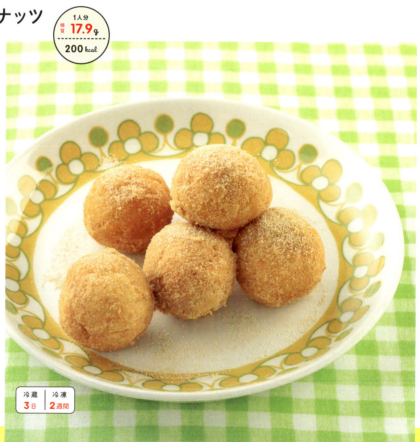

糖質オフスイーツレシピ

シナモンが香る、新食感
高野豆腐のシナモンラスク

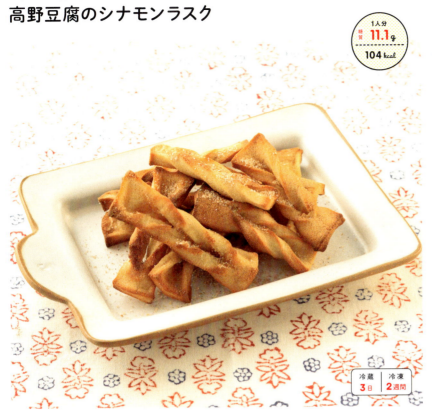

1人分
糖質 **11.1**g
104 kcal

冷蔵 3日 | 冷凍 2週間

材料（2人分）
高野豆腐（乾燥）……… 1枚（20g）
A［豆乳（無調整）………… 50mℓ
　　砂糖……………… 大さじ1］
シナモン …………… 小さじ½
グラニュー糖………… 大さじ1

作り方　⏱ 45分

1 高野豆腐はぬるま湯でもどし、しっかりと水けを絞る。5mm幅に切り、中央に切り込みを入れて、一方の端をくぐらせてねじる。混ぜ合わせた **A** に浸してからめる。
2 天板の上にオーブンシートを広げ、**1**を並べる。180℃に予熱したオーブンで30分焼く。
3 熱いうちに、混ぜ合わせたシナモンとグラニュー糖をまぶして粗熱をとる。

桃の甘さとヨーグルトがマッチ
ピーチフローズンヨーグルト

1人分
糖質 **8.9**g
116 kcal

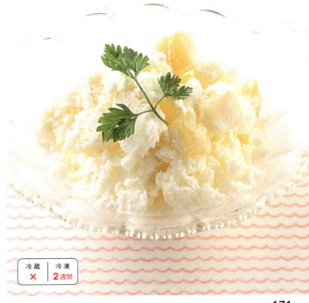

冷蔵 × | 冷凍 2週間

材料（2人分）
プレーンヨーグルト …. 80g
白桃（シロップ漬け）……… 50g
白桃シロップ …… 大さじ2
生クリーム ………… 大さじ2
チャービル ………… 適量

作り方　⏱ 10分（＋冷やし時間2時間）

1 白桃は1cm角に切ったら、ボウルに入れてヨーグルト、白桃シロップを加えて混ぜる。
2 生クリームは7分立てにして、**1**に加えてさっくりと混ぜる。
3 **2**をバットに流し入れて、ときどきかき混ぜながら冷凍庫で冷やしかためる。
4 器に盛る。あればチャービルを添える。

素材・タイプ別さくいん

● ゆるオフ　● 変身
● 本気オフ　● サラダ・マリネ
● 長持ち　● 食材ひとつ

肉

鶏肉

- ● 甘辛チキン …………………… 34
- ● クリスピーチキン …………… 24
- ● ささみと野菜のみそマヨ炒め … 32
- ● チキンフリカッセ …………… 30
- ● 鶏肉のマスタードマヨ焼き …… 26
- ● みそチキンわかめロール ……… 28
- ● 手羽先のガーリック塩レモン焼き … 34
- ● 糖質オフ衣のから揚げ ………… 30
- ● 鶏ささみの梅じそロール巻き …… 32
- ● 鶏肉の和風サルティンボッカ …… 24
- ● パリパリチキンソテー ………… 28
- ● ピリ辛よだれ鶏 ……………… 26
- ● ささみのカレーチーズピカタ …… 33
- ● タンドリーチキン …………… 25
- ● 手羽元のさっぱり煮 …………… 35
- ● 鶏と大豆のトマト煮 …………… 31
- ● 鶏肉のピーナッツバター焼き …… 29
- ● 鶏のエスカベッシュ …………… 27
- ● ごま鶏 ……………………… 25
- ● 手羽先と大根のスープ煮 ……… 35
- ● 鶏ささみのバンバンジー風 …… 33
- ● 鶏肉のエスニック焼き ………… 31
- ● 鶏肉のレンチントマト煮 ……… 29
- ● パストラミチキン …………… 27
- ● 水菜と鶏肉のごまサラダ …… 129

豚肉

- ● グリルポークの温野菜添え …… 44
- ● 豚肉と彩り野菜の八宝菜 ……… 36
- ● 豚肉とゴーヤのキムチ炒め …… 40
- ● 豚肉のスタミナ炒め …………… 38
- ● 豚ロースのみそ漬け焼き ……… 42
- ● かんたんポン酢豚 …………… 42
- ● スペアリブの焼きびたし ……… 44
- ● 豚とアスパラのバターしょうゆ炒め ………………………… 36
- ● 豚肉のみそマヨグリル ………… 40

- ● 豚巻きアスパラ ……………… 106
- ● もやしと豚肉のカレー炒め …… 118
- ● レンチン梅ポン豚しゃぶ ……… 38
- ● 豚肉ときのこのしぐれ煮 ……… 37
- ● 豚肉とれんこんのグリル 梅ソース ………………………… 43
- ● 豚肉の梅しそ巻き …………… 41
- ● 豚肉のちゃんちゃん焼き ……… 39
- ● 豚肉の油淋鶏風 ……………… 45
- ● しっとりレンチン塩豚 ………… 45
- ● 即席豚の角煮・煮卵添え ……… 41
- ● 中華風ポークソテー …………… 43
- ● 豚肉と小松菜の炒め煮 ………… 39
- ● 豚肉のピリ辛漬け焼き ………… 37

牛肉

- ● 牛とかぼちゃのバターじょうゆ … 46
- ● 牛のバルサミコ煮込み ………… 50
- ● ゴーヤのプルコギ風 …………… 48
- ● 卵と牛肉のさっぱり炒め ……… 88
- ● 牛とチンゲン菜のオイスター炒め … 48
- ● 牛肉ときのこの黒酢炒め ……… 46
- ● こんにゃくステーキ ………… 160
- ● しらたきのチャプチェ ……… 162
- ● フライパンローストビーフ …… 50
- ● 彩り野菜の牛巻き …………… 49
- ● 牛ごぼうの甘辛煮 …………… 47
- ● 牛すじと大根のみそ煮 ………… 51
- ● 牛とたけのこの塩にんにく炒め …… 47
- ● 牛とトマトのカレー煮込み …… 49
- ● 牛肉の塩こうじ焼き …………… 51

ひき肉

- ● おからのチキンナゲット ……… 150
- ● キャベツのシューマイ ………… 52
- ● きゅうりとひき肉のオイスター炒め ………………………… 114
- ● 白い麻婆豆腐 ………………… 90
- ● 豆苗とひき肉のビーフン風 …… 120
- ● 白菜とひき肉のとろみ炒め …… 130
- ● ひじきつくね ………………… 54

- ● ピリ辛大根ぎょうざ ………… 122
- ● 蒸しなすのそぼろあん ……… 108
- ● おからハンバーグ …………… 52
- ● ズッキーニのファルシ ……… 112
- ● 焼きソーセージ ……………… 54
- ● 鶏ひき肉のさつま揚げ風 ……… 53
- ● ふわふわロール白菜 …………… 55
- ● オクラの肉みそ炒め …………… 53
- ● きのこボールのクリーム煮 …… 55
- ● 豆腐と野菜のつくね …………… 91

その他肉加工品

- ● しらたきナポリタン炒め …… 162
- ● 巣ごもりハムエッグ …………… 56
- ● 豆腐のヘルシーグラタン …… 148
- ● ほうれん草のクリーム煮 …… 124
- ● アボカドと生ハムの高野豆腐フライ ………………………… 140
- ● おからとベーコンのコンソメ煮 … 150
- ● 高野豆腐のフレンチトースト …… 90
- ● たけのことベーコンのみそ炒め … 134
- ● 鶏肉の和風サルティンボッカ …… 24
- ● なすのガーリックチーズソテー … 108
- ● 白菜のガーリックステーキ …… 130
- ● ブロッコリーのマスタードソテー … 102
- ● ベーコンのチャーシュー風 …… 56
- ● 水菜と生ハムのマスタードあえ … 128
- ● ベーコンのポトフ …………… 57
- ● めかじきの生ハムロースト …… 71
- ● ハムとトマトのイタリアン炒め … 57
- ● おからの中華風サラダ ……… 151
- ● こんにゃくのオニオンマリネ …… 161

魚介類

鮭

- ● 鮭と大根の煮もの …………… 62
- ● 鮭のオニオン漬け焼き ………… 62
- ● サーモンのキッシュ風 ………… 63
- ● 鮭の梅マヨネーズ焼き ………… 63

あじ
- あじのブルスケッタ風 ………… 64
- ほぐし焼きあじ ………………… 64
- あじとごぼうのさつま揚げ …… 65
- あじのバターしょうゆ焼き …… 65

ぶり
- ぶりにら炒め …………………… 66
- ぶりの竜田揚げ風 ……………… 66
- ぶりと根菜の粕煮 ……………… 67
- ぶりのしょうが照り焼き ……… 67

たら
- たらのレンチンポン酢蒸し …… 68
- たらのアクアパッツァ ………… 68
- たらのみそマヨ七味焼き ……… 69
- たらの野菜あん ………………… 69

めかじき
- めかじきのキムチ蒸し ………… 70
- めかじきのガーリックステーキ … 70
- めかじきの生ハムロースト …… 71
- めかじきのごま焼き …………… 71

さんま
- さんまのしょうが煮 …………… 72
- さんまのハーブソルト焼き …… 72
- さんまの南蛮漬け ……………… 73
- さんまのゆずこしょうロール … 73

さば
- 塩さばのピリ辛ねぎソース …… 74
- さばのコンフィ ………………… 74
- さばのレモンチーズ焼き ……… 75
- さばのトマト煮 ………………… 75

いか
- いかと大根の煮もの …………… 76
- セロリといかのガーリック炒め … 116
- いかのピリ辛にんにくバター焼き … 76
- いかと野菜のマリネ …………… 77
- いかとブロッコリーの中華炒め … 77

えび
- アスパラとえびのナンプラー炒め
  …………………………………… 106

- アボカドとえびのハワイ風 …… 140
- かんたんえびマヨ ……………… 78
- えびのオイル煮 ………………… 78
- 小松菜とえびの中華炒め ……… 126
- えびとアスパラの塩昆布炒め … 79
- えびのうま煮 …………………… 79
- しらたきヤムウンセン ………… 163

ゆでだこ
- たこのラタトゥイユ …………… 80
- たことアボカドのアンチョビーソテー
  …………………………………… 80
- たこ焼き風卵焼き ……………… 152
- たこのやわらか煮 ……………… 81
- たこのスパイシー揚げ ………… 81

あさり
- あさりのチゲ …………………… 82
- あさりのペペロンチーノ風 …… 82
- たらのアクアパッツァ ………… 68
- あさりのしょうが煮 …………… 83
- あさりとトマトのワイン蒸し … 83

魚缶詰
- さばのキムチ炒め ……………… 86
- ツナとにらのチヂミ …………… 84
- ブロッコリーとツナのめんつゆ煮
  …………………………………… 102
- 鮭のリエット …………………… 84
- さばとエリンギのアヒージョ … 86
- さばのドライカレー …………… 85
- ツナと野菜のさっぱり煮 ……… 87
- サーモンチャウダー …………… 87
- ツナと大根のさっと煮 ………… 85
- 豆苗とツナの和風サラダ ……… 121

その他魚介加工品
- カリフラワーの明太炒め ……… 104
- しいたけとしらたきのたらこ炒め … 136
- 大根とほたてのあえもの ……… 122
- たことアボカドのアンチョビーソテー
  …………………………………… 80
- 納豆とちくわの梅あえ ………… 148
- ピーマンといかのラー油あえ … 110
- ひじきのごまマヨあえ ………… 156

- レタスと桜えびの炒めもの …… 132
- 鶏ひき肉のさつま揚げ風 ……… 53
- アスパラとサーモンのマリネ … 107
- 大根とじゃこのサラダ ………… 123
- たけのこのたらこマヨネーズ … 135

卵
- 巣ごもりハムエッグ …………… 56
- 卵と牛肉のさっぱり炒め ……… 88
- 卵のきんちゃく煮 ……………… 152
- たこ焼き風卵焼き ……………… 152
- 卵ときくらげの炒めもの ……… 88
- 豆苗と卵のマスタード炒め …… 120
- サーモンのキッシュ風 ………… 63
- 和風プチスコッチエッグ ……… 89
- スペイン風チーズオムレツ …… 89
- 即席豚の角煮・煮卵添え ……… 41
- カリフラワーとゆで卵のサラダ … 105
- ミモザサラダ …………………… 153
- レタスたっぷりコブサラダ …… 133
- みそ漬け卵 ……………………… 153

大豆製品・豆類

豆腐
- あさりのチゲ …………………… 82
- 小松菜とプチトマトの白あえ … 126
- 白い麻婆豆腐 …………………… 90
- 豆腐のヘルシーグラタン ……… 148
- ふわふわロール白菜 …………… 55
- 豆腐と野菜のつくね …………… 91
- 豆腐のねばねばサラダ ………… 147
- 豆腐ディップ …………………… 149

大豆製品
- おからのチキンナゲット ……… 150
- 卵のきんちゃく煮 ……………… 152
- ピーマンと厚揚げの回鍋肉風 … 110
- 水菜と油揚げのさっと煮 ……… 128
- アボカドと生ハムの高野豆腐フライ
  …………………………………… 140
- おからとベーコンのコンソメ煮 … 150
- おからハンバーグ ……………… 52

- おつまみ油揚げ……………… 146
- 高野豆腐のフレンチトースト… 90
- 糖質オフ衣のから揚げ……… 30
- 納豆とちくわの梅あえ……… 148
- 厚揚げのチンジャオロース一風… 91
- 和風プチスコッチエッグ…… 89
- おからの中華風サラダ……… 151
- 香ばし油揚げと水菜の和風サラダ
  ……………………………… 149
- 小松菜の辛子サラダ………… 127
- 厚揚げのみそ煮……………… 147
- おからのピリ辛みそ炒め…… 151

その他豆類

- 大豆とじゃこの揚げびたし… 146
- ひじきの煮もの……………… 156
- 鶏と大豆のトマト煮………… 31
- きゅうりと枝豆のサラダ…… 115
- レタスたっぷりコブサラダ… 133

野菜

カリフラワー

- カリフラワーの明太炒め……… 104
- カリフラワーのチーズマッシュ… 104
- カリフラワーとゆで卵のサラダ… 105
- カリフラワーのカレーピクルス… 105

きゅうり

- あじのブルスケッタ風………… 64
- きゅうりとひき肉のオイスター炒め
  ……………………………… 114
- きゅうりともやしののりナムル… 114
- ひじきのごまマヨあえ……… 156
- おからの中華風サラダ……… 151
- きゅうりと枝豆のサラダ…… 115
- こんにゃくのオニオンマリネ… 161
- レタスたっぷりコブサラダ… 133
- きゅうりの梅おかかあえ…… 115

グリーンアスパラガス

- アスパラとえびのナンプラー炒め
  ……………………………… 106
- グリルポークの温野菜添え… 44
- かんたんポン酢豚…………… 42

- クリームチーズのアスパラあえ… 154
- 豚とアスパラのバターしょうゆ炒め
  ……………………………… 36
- 豚巻きアスパラ……………… 106
- えびとアスパラの塩昆布炒め…… 79
- 牛肉の塩こうじ焼き………… 51
- アスパラとサーモンのマリネ…… 107
- アスパラのバジルマヨあえ… 107

小松菜

- 小松菜とプチトマトの白あえ…… 126
- 小松菜とえびの中華炒め…… 126
- 豚肉と小松菜の炒め煮……… 39
- 小松菜の辛子サラダ………… 127
- 小松菜の煮びたし…………… 127

ズッキーニ

- しめじとズッキーニの塩昆布炒め
  ……………………………… 136
- ズッキーニのジョン………… 112
- たこのラタトゥイユ………… 80
- ズッキーニのファルシ……… 112
- 彩り野菜の牛巻き…………… 49
- ズッキーニのリボンサラダ… 113
- ズッキーニのチーズピカタ… 113

セロリ

- セロリといかのガーリック炒め…… 116
- セロリのあっさりあえ……… 116
- たらのアクアパッツァ……… 68
- セロリのハニーマリネ……… 117
- セロリのきんぴら…………… 117

大根

- いかと大根の煮もの………… 76
- 鮭と大根の煮もの…………… 62
- ピリ辛大根ぎょうざ………… 122
- 大根とほたてのあえもの…… 122
- 牛すじと大根のみそ煮……… 51
- ぶりと根菜の粕煮…………… 67
- ツナと大根のさっと煮……… 85
- 大根とじゃこのサラダ……… 123
- 大根バターしょうゆステーキ… 123

たけのこ

- たけのこのチンジャオ炒め…… 134

- たけのことベーコンのみそ炒め… 134
- 牛とたけのこの塩にんにく炒め… 47
- たけのこのたらこマヨネーズ… 135
- 自家製メンマ………………… 135

豆苗

- 豆苗とひき肉のビーフン風……… 120
- 豆苗と卵のマスタード炒め… 120
- ベーコンのチャーシュー風… 56
- 豆苗とツナの和風サラダ…… 121
- 豆苗のナムル………………… 121

なす

- 蒸しなすのそぼろあん……… 108
- なすのガーリックチーズソテー… 108
- ツナと野菜のさっぱり煮…… 87
- 焼きなすのエスニックサラダ… 109
- なすの鍋しぎ………………… 109

白菜

- 白菜とひき肉のとろみ炒め…… 130
- 白菜のガーリックステーキ… 130
- ふわふわロール白菜………… 55
- 白菜とりんごのサラダ……… 131
- 白菜のゆず風味おひたし…… 131

ピーマン

- 甘辛チキン…………………… 34
- たけのこのチンジャオ炒め… 134
- ピーマンと厚揚げの回鍋肉風… 110
- もやしのチンジャオロース一… 118
- ピーマンといかのラー油あえ… 110
- 厚揚げのチンジャオロース一風… 91
- ピーマンのスイートチリマリネ… 111
- ピーマンのごまあえ………… 111

ブロッコリー

- かんたんえびマヨ…………… 78
- 豆腐のヘルシーグラタン…… 148
- 鶏肉のマスタードマヨ焼き… 26
- ブロッコリーとツナのめんつゆ煮… 102
- ブロッコリーのマスタードソテー… 102
- ベーコンのポトフ…………… 57
- いかとブロッコリーの中華炒め… 77
- ブロッコリーののりドレあえ… 103
- ミモザサラダ………………… 153

● ブロッコリーの塩炒め………… 103

ほうれん草
● たらのレンチンポン酢蒸し………… 68
● ほうれん草のクリーム煮………… 124
● ほうれん草としめじのバターソテー
………………………………………… 124
● ほうれん草の梅サラダ…………… 125
● ほうれん草のごまみそあえ……… 125

水菜
● 水菜と油揚げのさっと煮………… 128
● あさりのペペロンチーノ風……… 82
● 水菜と生ハムのマスタードあえ … 128
● 香ばし油揚げと水菜の和風サラダ
………………………………………… 149
● 水菜と鶏肉のごまサラダ………… 129
● 水菜のごまマヨネーズ…………… 129

もやし
● もやしのチンジャオロースー …… 118
● きゅうりともやしののりナムル … 114
● もやしと豚肉のカレー炒め……… 118
● わかめともやしの中華炒め……… 158
● 豆もやしのヤムウンセン………… 119
● 無限もやし………………………… 119

レタス
● レタスとトマトのだしびたし…… 132
● レタスと桜えびの炒めもの……… 132
● レタスたっぷりコブサラダ……… 133
● 中華風ボイルレタス……………… 133

果実・ナッツ類

アボカド
● アボカドとえびのハワイ風……… 140
● アボカドと生ハムの高野豆腐フライ
………………………………………… 140
● たことアボカドのアンチョビーソテー
………………………………………… 80
● アボカドとトマトの塩昆布サラダ 141
● レタスたっぷりコブサラダ……… 133
● アボカドのにんにくしょうゆ漬け 141

その他果物・ナッツ
● クリスピーチキン ………………… 24
● 手羽先のガーリック塩レモン焼き… 34
● さばのレモンチーズ焼き ………… 75
● きのこのレモンマリネ…………… 137
● 白菜とりんごのサラダ…………… 131

きのこ類

● えのきのにらキムチあえ………… 138
● しめじとズッキーニの塩昆布炒め
………………………………………… 136
● チキンフリカッセ ………………… 30
● パルメザンときのこのマリネ…… 154
● きのこのアヒージョ……………… 138
● 牛肉ときのこの黒酢炒め………… 46
● さばとエリンギのアヒージョ…… 86
● しいたけとしらたきのたらこ炒め 136
● ほうれん草としめじのバターソテー
………………………………………… 124
● 豚肉ときのこのしぐれ煮………… 37
● きのこボールのクリーム煮……… 55
● きのこのマスタードマリネ……… 139
● きのこのレモンマリネ…………… 137
● エリンギのにんにくバターソテー
………………………………………… 139
● しいたけのオイスター煮………… 137

乳製品

チーズ
● 豆腐のヘルシーグラタン………… 148
● パルメザンときのこのマリネ…… 154
● おつまみ油揚げ…………………… 146
● カリフラワーのチーズマッシュ … 104
● クリームチーズのアスパラあえ … 154
● 高野豆腐のフレンチトースト…… 90
● 鮭のリエット……………………… 84
● さばのレモンチーズ焼き………… 75
● スペイン風チーズオムレツ……… 89
● カマンベールとトマトの和サラダ … 155
● クリームチーズのオイル漬け…… 155
● ズッキーニのチーズピカタ……… 113

乾物・海藻

こんにゃく
● こんにゃくと根菜の炒り煮……… 160
● こんにゃくステーキ……………… 160
● こんにゃくのオニオンマリネ…… 161
● こんにゃく田楽みそ……………… 161

昆布
● 昆布と切り干しのはりはり漬け … 158
● しめじとズッキーニの塩昆布炒め
………………………………………… 136
● えびとアスパラの塩昆布炒め…… 79
● アボカドとトマトの塩昆布サラダ 141

しらたき
● しらたきナポリタン炒め………… 162
● しいたけとしらたきのたらこ炒め
………………………………………… 136
● しらたきのチャプチェ…………… 162
● しらたきヤムウンセン…………… 163
● ソースきんぴらしらたき………… 163

ひじき
● ひじきつくね……………………… 54
● ひじきの煮もの …………………… 156
● ひじきのごまマヨあえ…………… 156
● ひじきと玉ねぎの甘酢サラダ … 157
● ひじきのカレー炒め……………… 157

わかめ
● みそチキンわかめロール………… 28
● わかめともやしの中華炒め……… 158
● わかめとかぶの焼きサラダ……… 159
● わかめのだしびたし……………… 159

その他乾物・海藻
● 昆布と切り干しのはりはり漬け … 158
● おつまみ油揚げ…………………… 146
● きゅうりともやしののりナムル … 114
● 卵ときくらげの炒めもの………… 88
● ブロッコリーののりドレあえ…… 103

175

料理	内山由香（食のスタジオ）、足達芳恵、曽根小有里、内藤まりこ、矢島南弥子
栄養計算	内山由香（食のスタジオ）
スタイリング	畠山有香
撮影	中川朋和、盛谷嘉主輔
写真提供	Getty Images
イラスト	ナカオテッペイ
デザイン	齋藤彩子
DTP	センターメディア、明昌堂
校正	聚珍社
編集協力	奈良部麻衣　矢川咲恵　横江菜々子（食のスタジオ）、飯塚良子、名和史枝、村山千春、森下紗綾香

組み合わせ自由自在 作りおき糖質オフおかず302

2019年11月 5 日発行　第 1 版
2024年 2 月15日発行　第 2 版　第 3 刷

編　者	食のスタジオ［しょくのすたじお］
発行者	若松和紀
発行所	株式会社 西東社
	〒113-0034　東京都文京区湯島2-3-13
	https://www.seitosha.co.jp/
	電話03-5800-3120（代）
	※本書に記載のない内容のご質問や著者等の連絡先につきましては、お答えできかねます。

落丁・乱丁本は、小社「営業」宛にご送付ください。送料小社負担にてお取り替えいたします。
本書の内容の一部あるいは全部を無断で複製（コピー・データファイル化すること）、転載（ウェブサイト・ブログ等の電子メディアも含む）することは、法律で認められた場合を除き、著作者及び出版社の権利を侵害することになります。代行業者等の第三者に依頼して本書を電子データ化することも認められておりません。

ISBN　978-4-7916-2870-4